なぜ、医師の私が命がけで WHO《世界保健機関》脱退を呼びかけるのか？

次のパンデミックで
日本の自由と未来を奪われないために

井上正康
編・著
大阪市立大学（現・大阪公立大学）名誉教授（分子病態学）
現代適塾・塾長

方丈社

マスコミが隠してきた新型コロナワクチンの正体

オープンデータが示すワクチンの危険性

ワクチン接種直後から、死者はなぞったように増えている

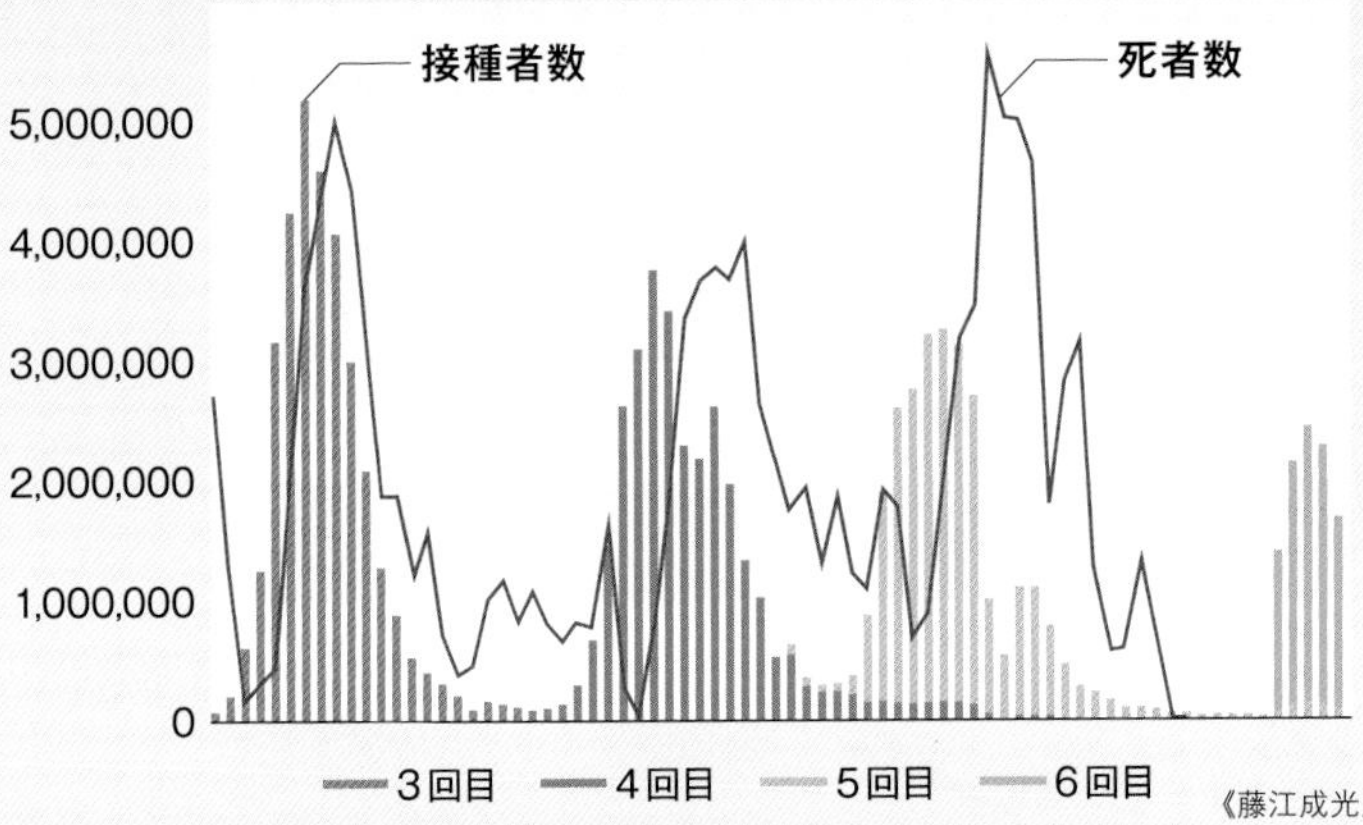

《藤江成光氏提供》

予防接種健康被害救済制度認定者数
従来型全ワクチン（45年分）VS 新型コロナワクチン（2.5年分）

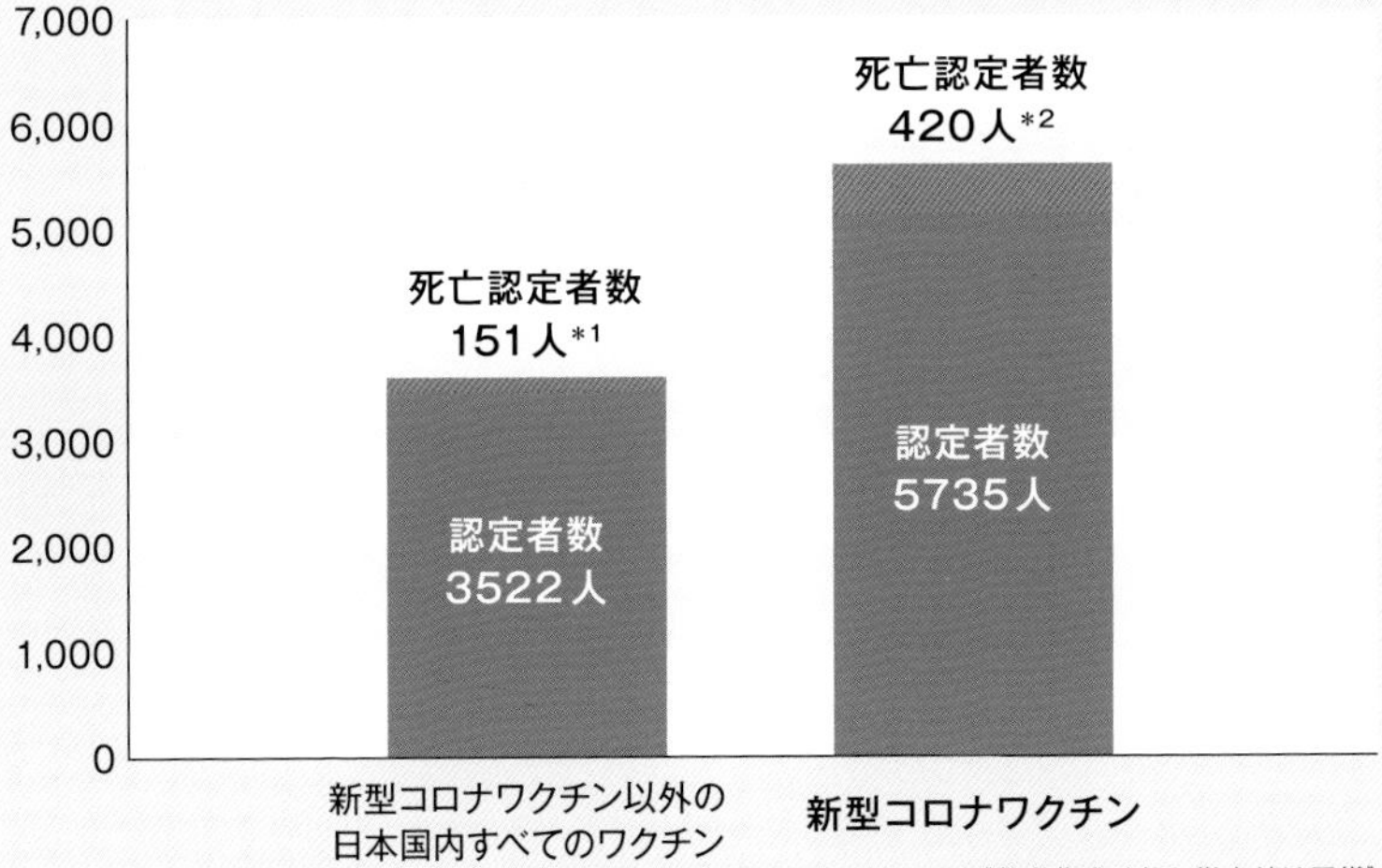

《著者作成。以下、指定外は同様》

過去45年間に接種された全種類のワクチンによる健康被害者数・死者数を、コロナワクチンはたった2年半で超えてしまった。

人口動態統計速報より

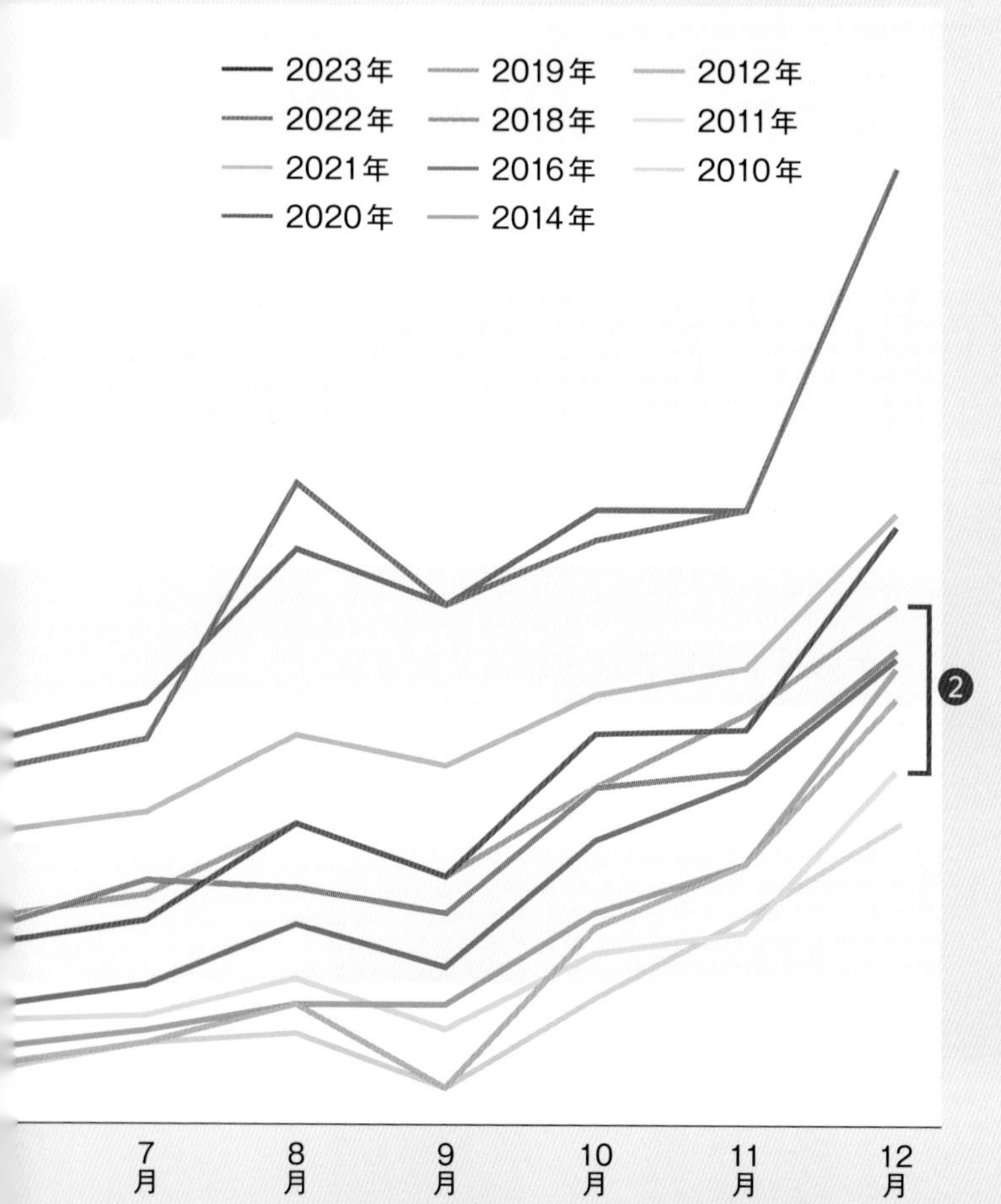

《藤江成光氏提供》

ほどが亡くなるインフルエンザの流行がほぼゼロに近かったためと思われる。*6 ❹2021年、ワクチン接種開始から、対前年同月で死者数が増加、ギャップが大きくなっているのがおわかりだろう。❺2022年の2、3月、8～12月の死者数激増は一目瞭然。❻2023年1月、過去最多の前年同月をこの1カ月だけで2.5万人以上上回る激増。ワクチンは、「わずか1カ月で大震災以上」の死者を増やしていたのだ。*7

全国の月別死者数（藤江グラフ）＊3

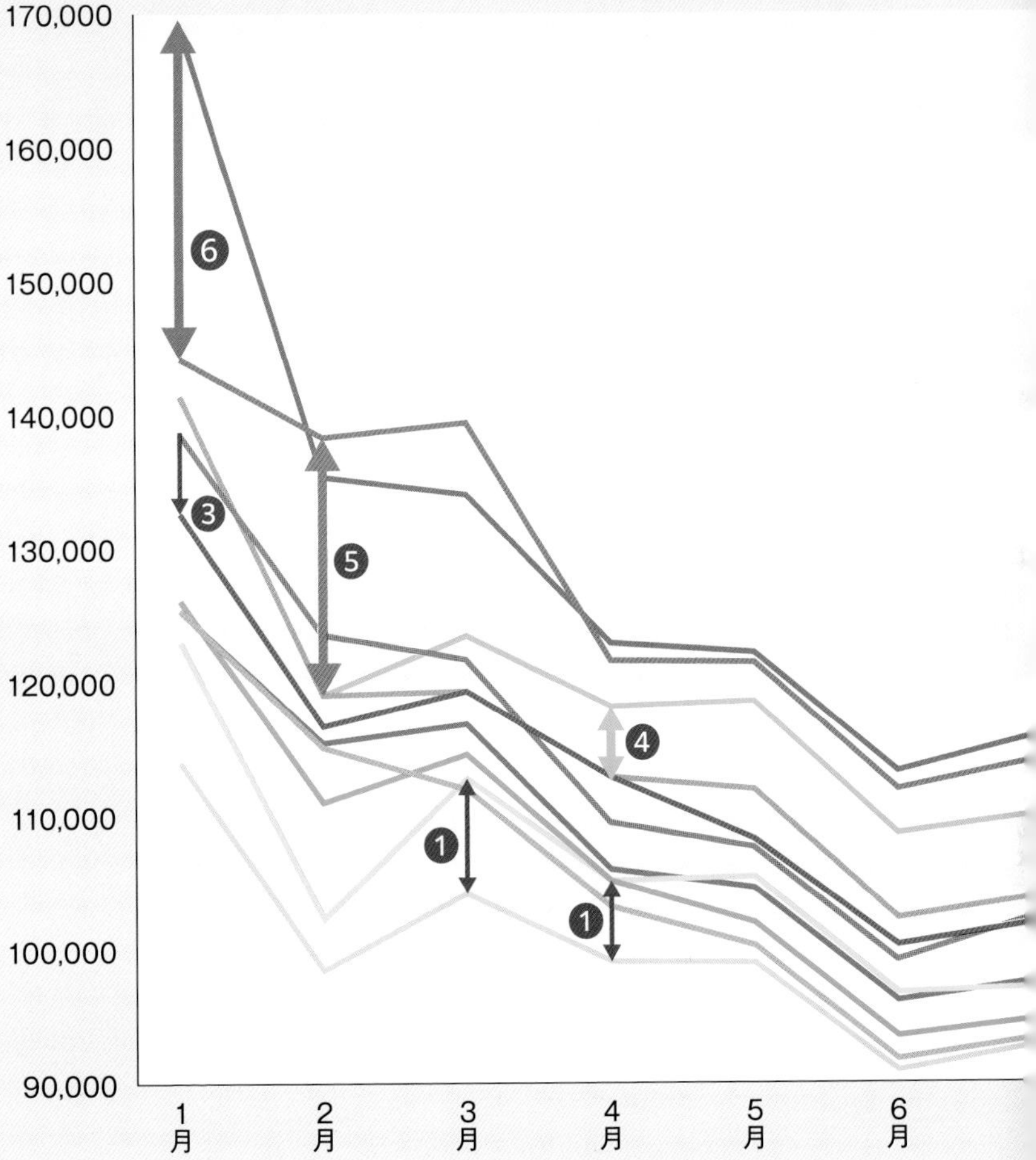

❶2011年3月、4月が前年同月より大きく増加しているのは東日本大震災のため。死者1万5900人、震災関連死認定者は7418人。*4
❷2012～19年までは、ほぼ例年予想通りに死者数は年間で約2万人前後増加していた。*5
❸2020年（コロナ元年）、日本中が恐怖に怯えていたが、死亡者は対前年で8000人あまり減少。通常2万人増加することを加味すると、2.8万人の減少だった。コロナウイルスとのワクチン干渉により、この年は毎年1万人

ワクチンがコロナ感染を防がないばかりか、
死者を増やしたことは歴然

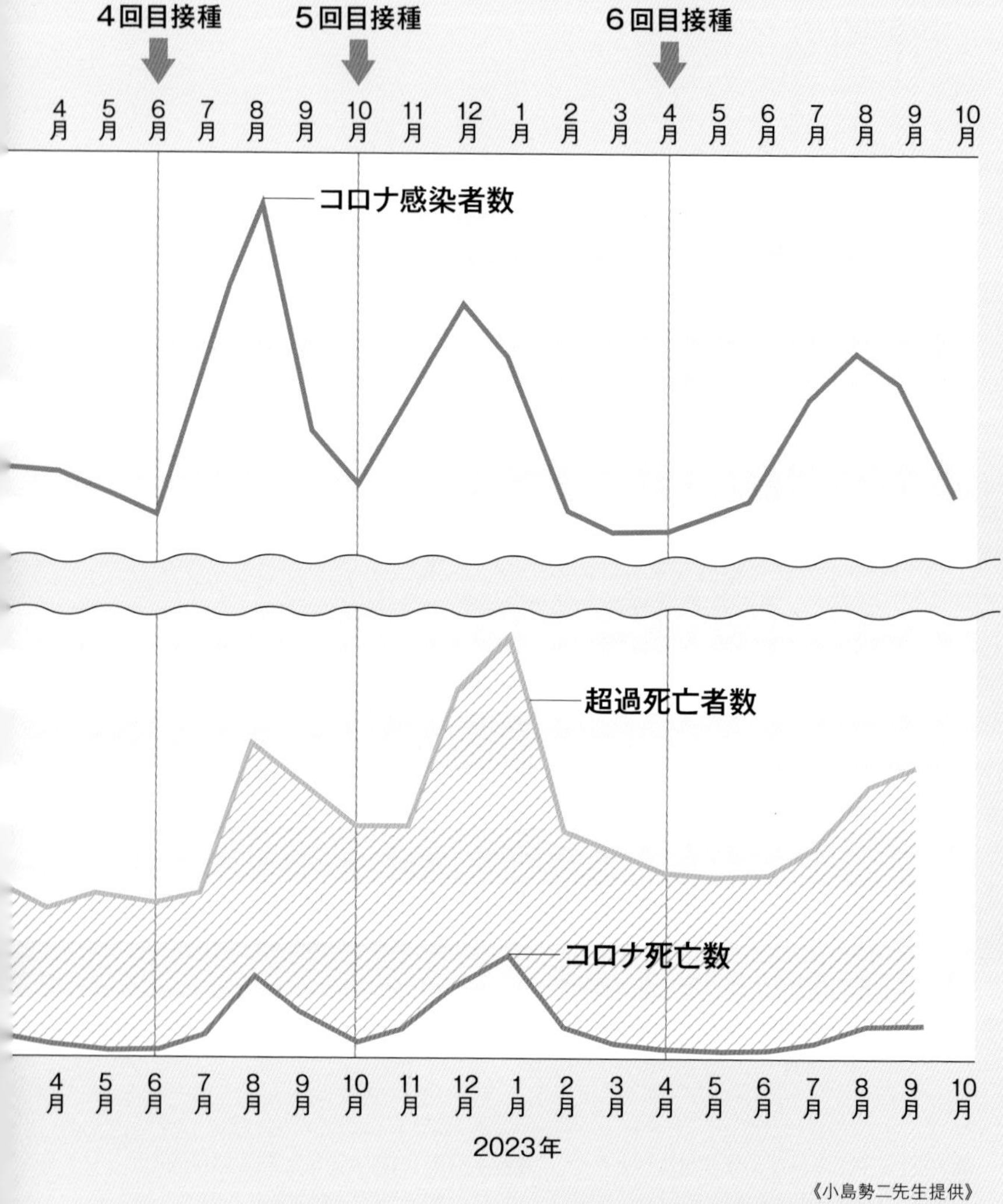

《小島勢二先生提供》

のゾーンの人たちの死因はコロナではない。
では、なぜこれほど死者が激増したのか？

コロナ死者数をはるかに超える超過死亡者

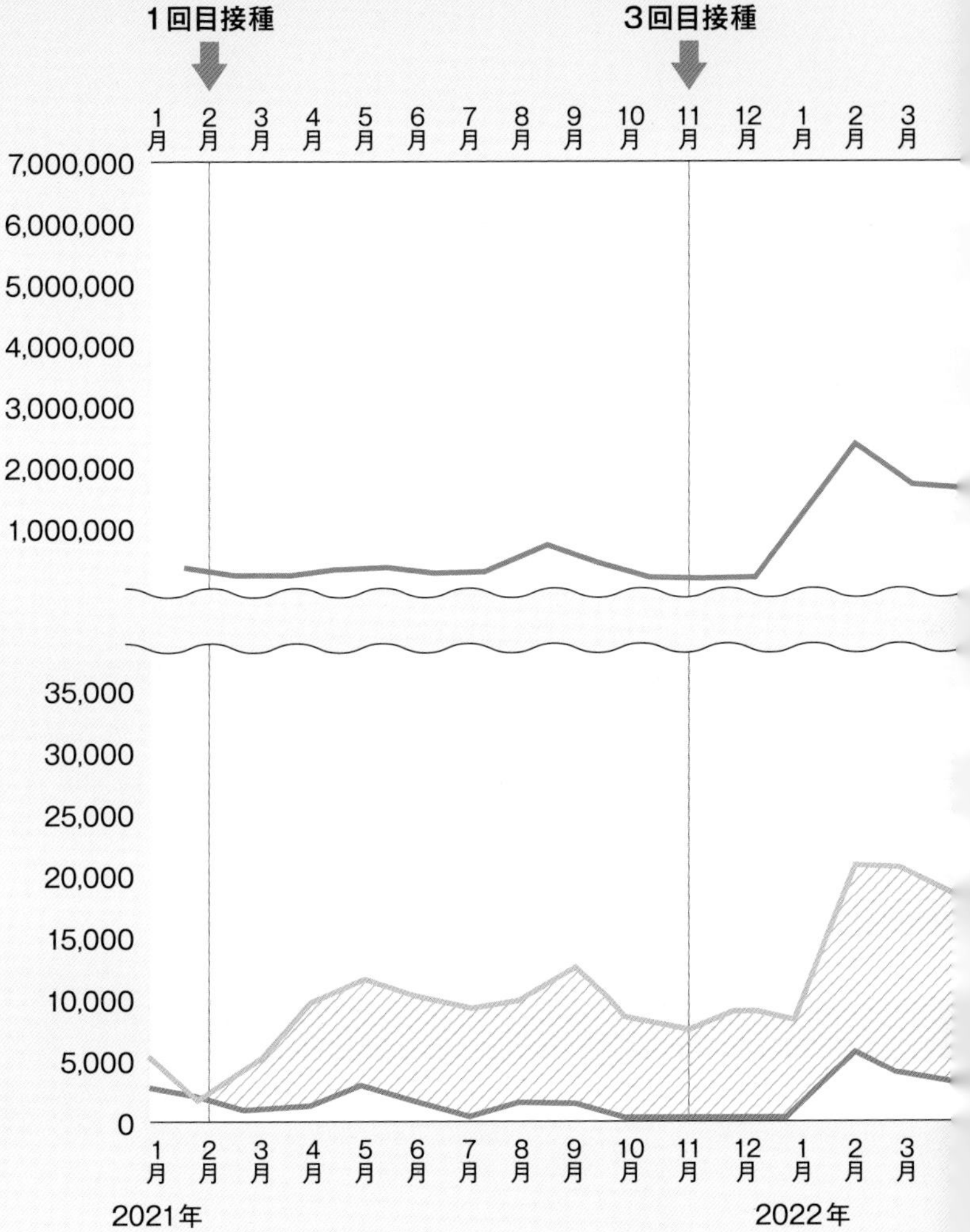

ワクチン接種の影響による直接死のほとんどは、
遺族がワクチンが死因であり得る可能性に
全く気づいていないか、あるいは泣き寝入りで、報告さえされていない。*8

コロナ感染者数の国際比較＊9

ワクチン接種を止めた国は、ほとんど感染者もいなくなる

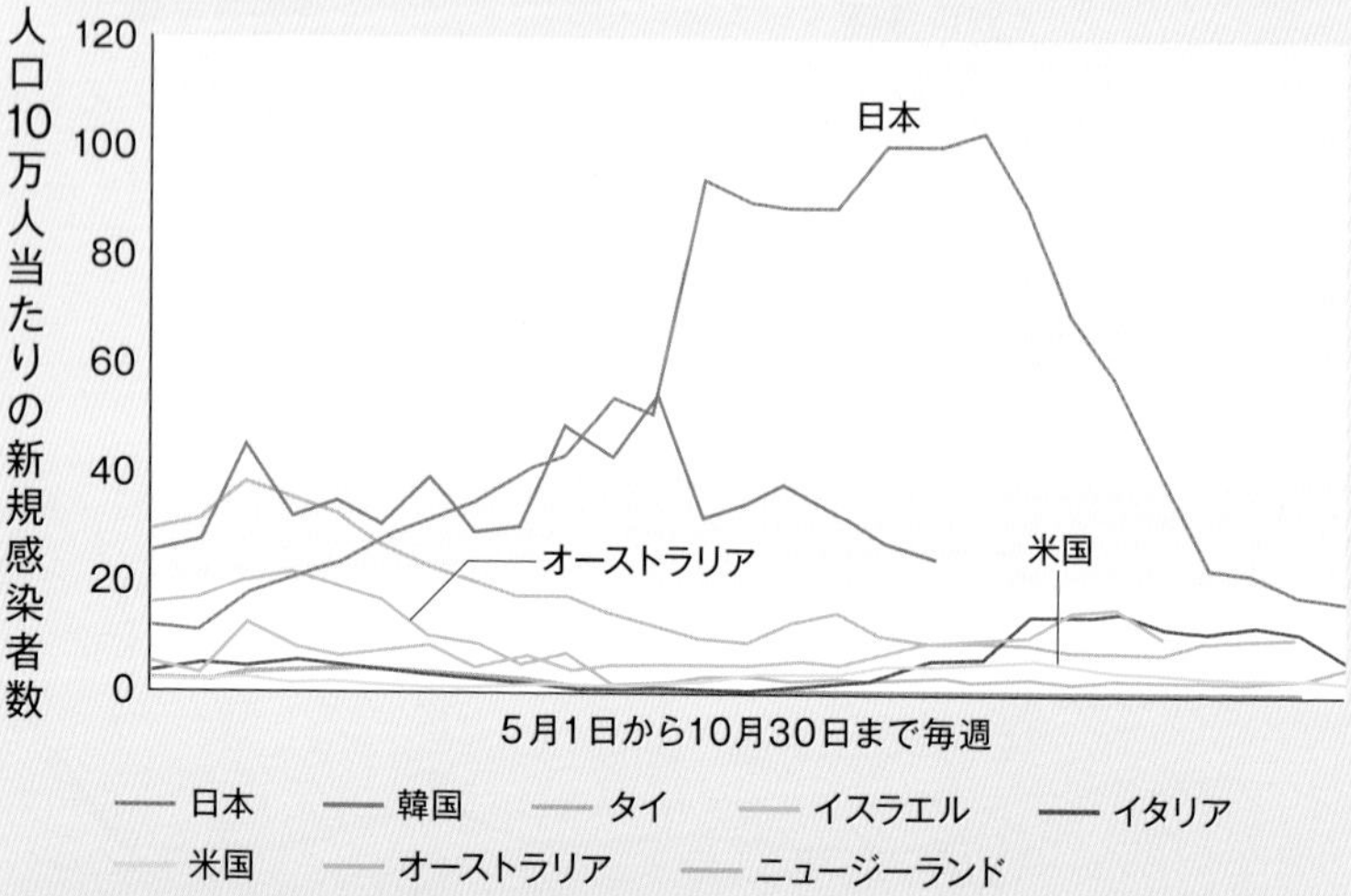

コロナ流行前後におけるがん死亡数の変化

胃がん、肝臓がんだけは減少、卵巣、乳がん、脾臓がんは激増

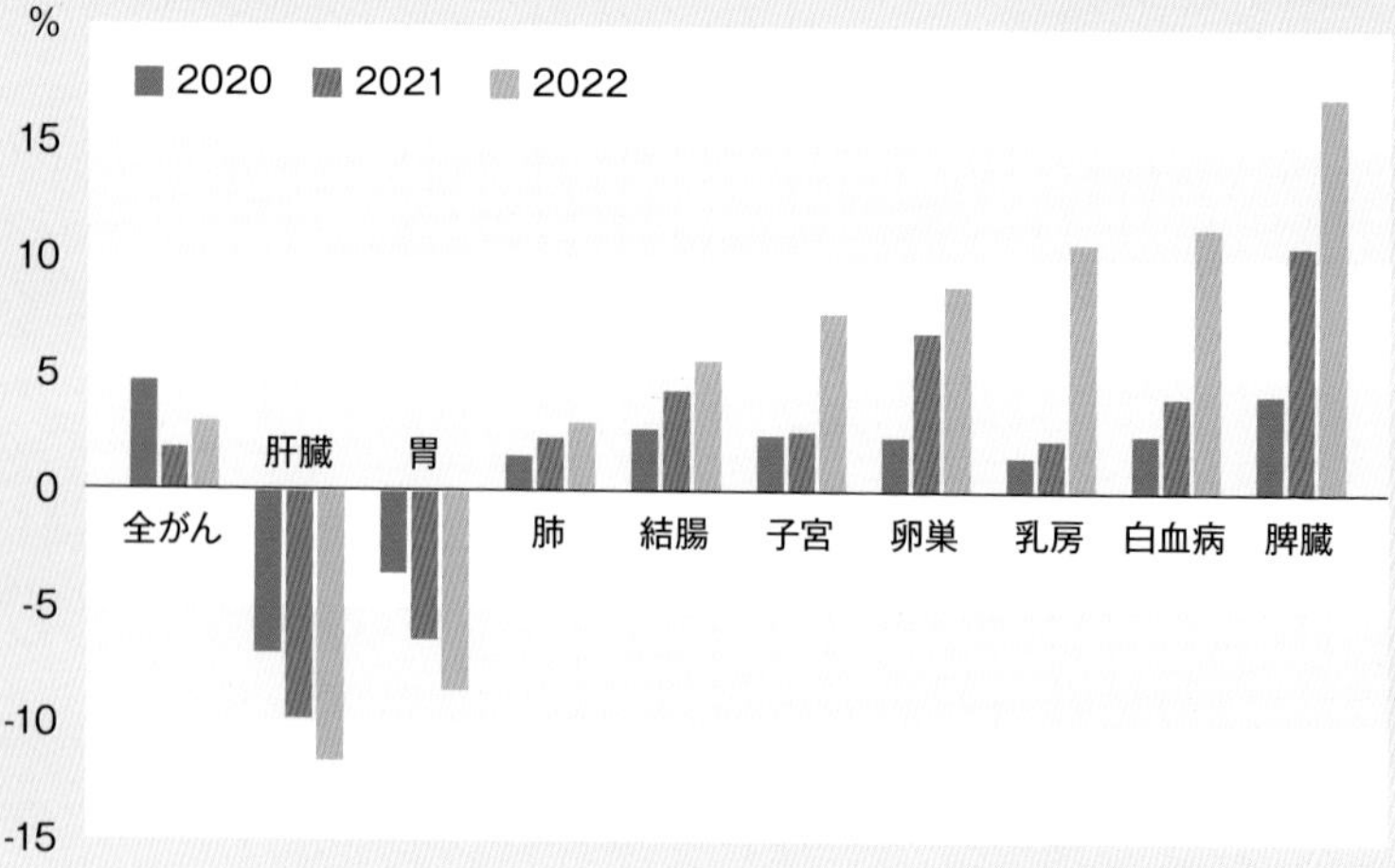

《小島勢二先生提供：上下とも》

PubMedにおける
ワクチン後遺症検索結果(上位10疾患)

目立つ「血液」への障害。多様な「血栓症」も特徴の一つ

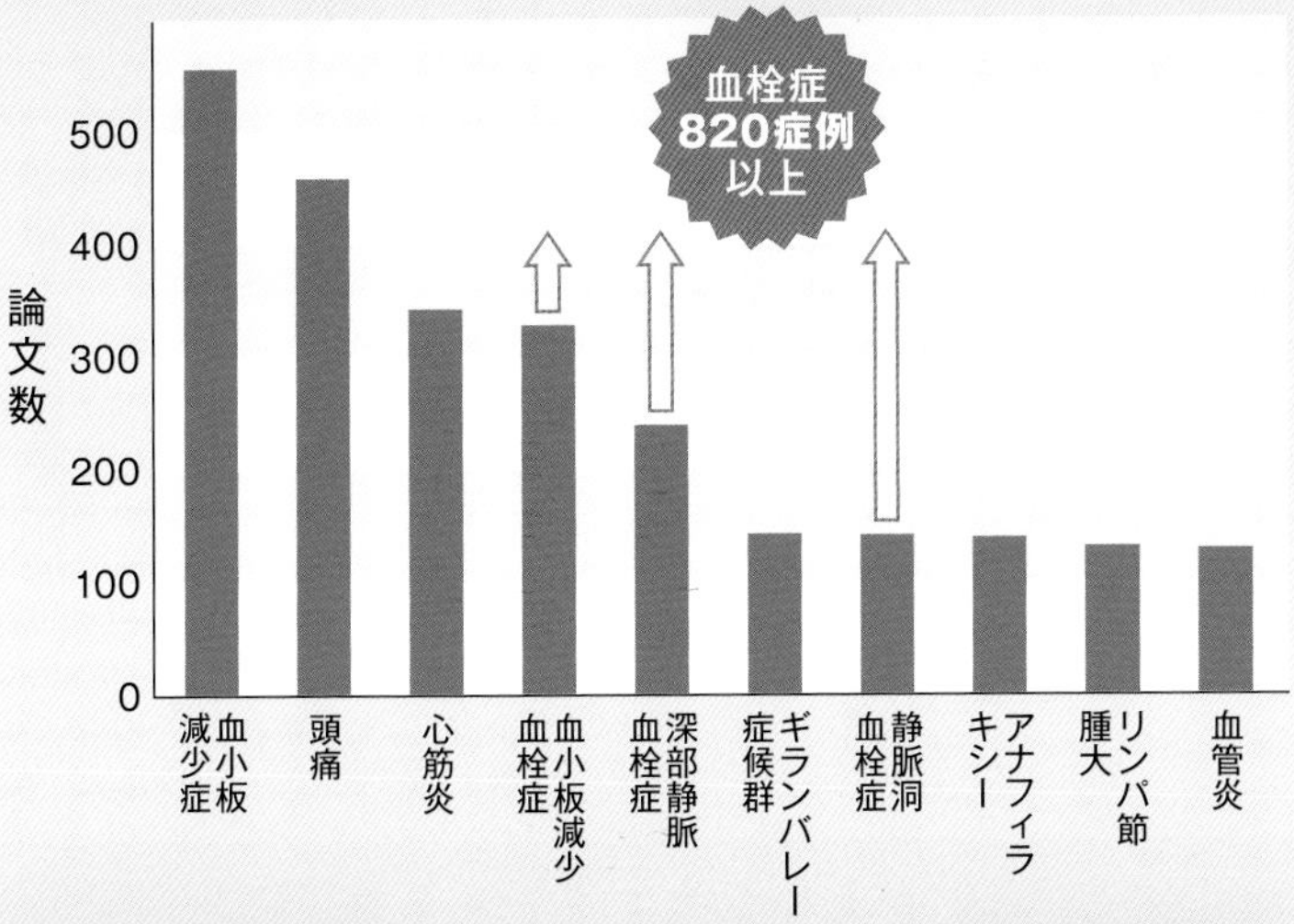

疾患分類別副作用論文
出版数・年次推移(2021年〜23年:累積)

接種回数の増加に伴い、副作用報告も著増

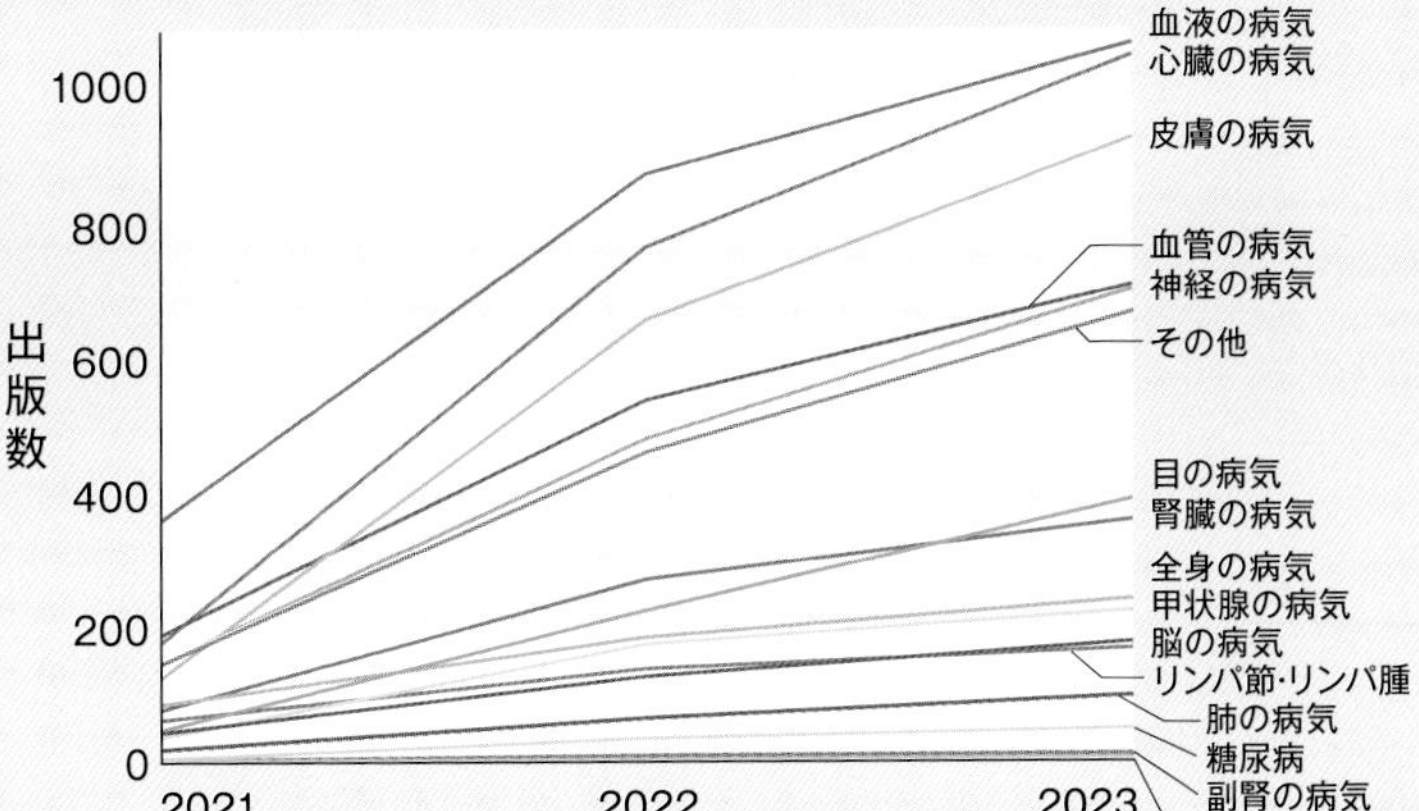

疾患分類別PubMed論文ヒット数

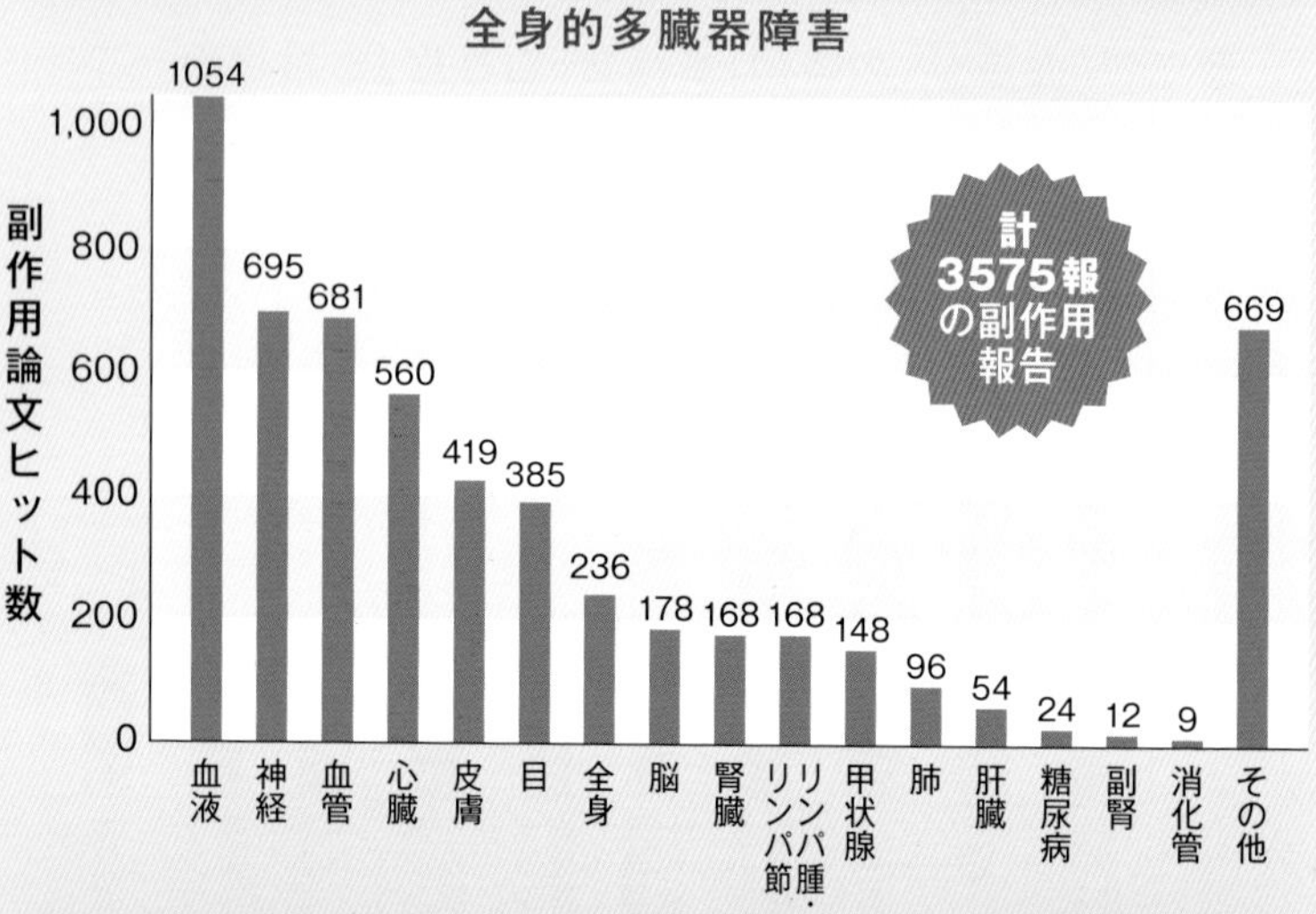

超過死亡の不都合な真実

予測規準を変更し、国民に「真実」を知らせない日本の行政＊10

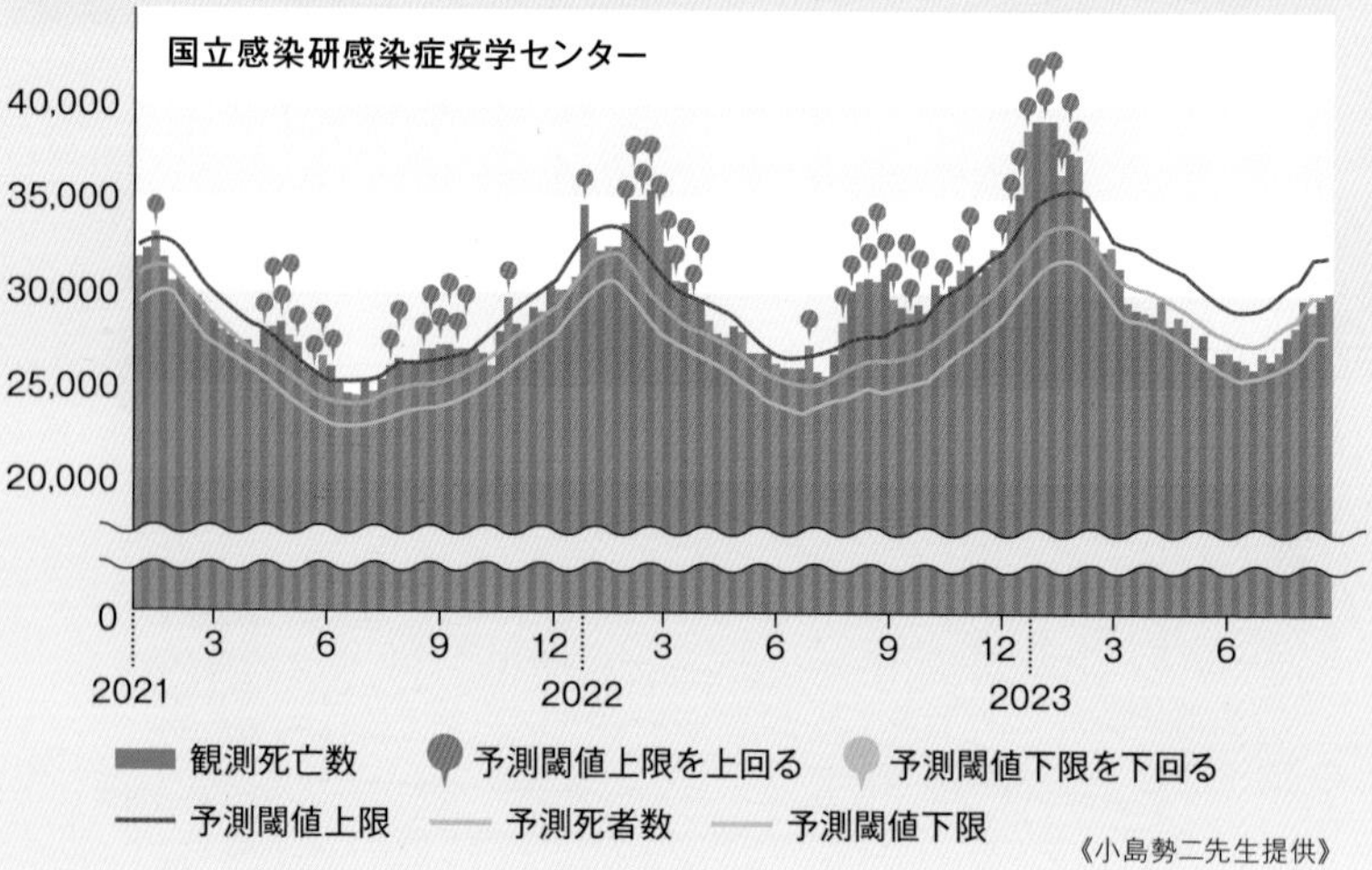

《小島勢二先生提供》

■このカラー口絵に関する補足説明は、本文236ページ以降にあります。併せてご覧ください。

はじめに

2024年は、私たちの命運を大きく左右する年になる。天下分け目、関ケ原と言ってもいいくらいである。実際に、日本がなくなるくらいの大きな変化が訪れる年になるであろう。

第三次世界大戦が起きるとでも言うのか？ と驚く人がいるかもしれないが、実は、ある意味でそれは既に始まっているのである。

筆者が本書を緊急出版しようと思った目的は2つある。

その1つは、新型コロナのmRNAワクチンの有害作用に関して、多くの論文で被害の実態が明らかになっているにも関わらず、世界で日本政府のみが異常に打たせ続けている事実を国民に知らせるためである。

残念ながら、コロナワクチンの毒性について正確に理解している医師はまだ少なく、ワクチン接種後症候群（ワクチン後遺症）に苦しむ患者が医師の元を訪ねても、初めて経験する複雑な症例を前にして正しい診断や治療法を提示できないのが現実である。

「全国有志医師の会」で蓄積されつつある情報を集約することで、患者に有効な診断治療を提供可能と考えられる。その病態がワクチンに起因することを証明できれば、国に補償を求めることも可能になる。不幸にしてワクチン接種で死亡された方への補償も一歩前進すると期待している。

新型コロナウイルスの起源が人工的に作られたものであることは、ウイルスのゲノム解析の専門家の間では、ほぼ常識となりつつある。

ワクチンと詐称されている「mRNAワクチン」は、ワクチンとは程遠く、失敗続きの「遺伝子治療薬」なのである。mRNAワクチンは、過去に一度も成功したことはなく、今回もとんでもない失敗作であり、世界中で深刻な薬害を激増させている。遺伝子のmRNAやDNAを直接人体に投与する方法は、今後もワクチンとして成功することはないであろう。基本コンセプトが間違っているからである。

ヒトゲノム解析が完了して遺伝子組み換え技術が進歩しても、膨大な生命の実像は未だ僅かしか理解できていない。しかし、多くの製薬企業やステークホルダーたちは、目先の利益に目がくらみ、机上の猿知恵で、全て遺伝子で解決できると誤解している。

その結果、日本では2021年から3年連続でワクチン接種後に複雑で前例のない症状に襲われて苦しむ人が激増し、超過死亡数も大戦後最大となっている。また、毎年検査して何もなかった健康な人々が、ワクチン接種後に突然ステージ4の末期がんであると診断されるケースが激増している。

日本は海外と比べてワクチン接種開始時期が遅かったが、あっと言う間に世界一の接種国となり、国民の8割以上が頻回接種されてしまった。その中には岸田総理のように7回も接種した〝強者?〟もいる。医学を無視してこれほど非常識に頻回接種した国は世界に例がない。

当初、このワクチンは感染を予防すると宣伝されていたが、すぐにブレイクスルー感染して無効であることが判明した。すると政府は「重症化予防効果は期待できる」とゴールポストを後退させて接種を続けさせた。しかし、これも嘘であり、逆に多くの感染者と後遺症患者を激増させている。

このワクチンは感染予防効果も重症化予防効果もなく、逆に打てば打つほど罹りやすくなることが判明している。その結果、日本はワクチンの接種率、コロナ感染率、超過死亡数で全て世界一の〝一人負け国家〟になった。事実、多くの国はワクチンの危険性に早く気づき、接種する国は2022年春までに見られなくなった。しかし、こんなワクチンを8億8000万回分も購入した日本政府は、物言わぬ我らが羊たちにこれを接種し続けている。その結果、多くの日本人が深刻な後遺症に悩み、高齢者のみならず、あらゆる年齢層の国民が亡くなっている。

遺伝子ワクチンを頻回接種した多くの国民は、近い将来に様々な修羅場を経験することになるであろう。国策として一切コロナ対策を行わなかったスウェーデンでは、死亡率や経済的ダメージは欧州で一番少なく、ワクチンを購入しなかったアフリカ諸国では感染拡大すらしていない。

世界中の心ある医師や研究者たちは、この暴挙に対して黙ってはいなかった。事実、世界中でワクチン接種後症候群（後遺症）に関する夥《おびただ》しい数の論文が報告されている。接種されたワクチンの体内動態や組織蓄積状態、どの臓器がどのように障害され、どのような症状になるかなどに関しても多くのことが明らかになりつつある。

筆者らは、ワクチン後遺症を科学的に解析して診断治療法を確立する目的で、2023年6月に「一般社団法人　ワクチン問題研究会（JSVRC）」を設立した。本研究会では、PubMedの論文検索システムを用いて「ワクチン後遺症に関する世界中の論文」を検索し、その多様な症状、病態発症機構、診断法や有効治療法などの確立に必要なデータベースを構築しつつある。本研究会の村上康文《むらかみやすふみ》理事（東京理科大学名誉教授）は、患者の病状や組織障害がワクチンに起因するか否かを確定診断する免疫染色診断法を開発した。この方法を用いて、ワクチン後遺症患者の救済支援を行う予定である。

本書の2つ目の目的は、次の人工的パンデミックに備えることである。

今回のパンデミックは自然発生したものではなく、人為的に起こされたものであることが判明している。しかも、2024年1月にスイスのダボスで開催された世界経済フォーラムでは、「Disease X」と称する感染症で次のパンデミック宣言を出す準備が進められている（会議で予告）。実は、「病気と戦う世界の司令塔」と誤解されているWHO（世界保健機関）こそが、次のパンデミックを画策している中心的組織である。

2024年5月、ジュネーブでWHOの会議が開かれ、その場で「パンデミック合意（正しくはWHO CA+）」と「国際保健規則IHRの改訂」が批准される予定になっている。両者はクルマの両輪であり、WHOで運用されている現行の国際保健規則を大幅に改訂し、WHOの権限を各国政府の決定権より上位にしようとの計画である。馬鹿げたことであるが、残念ながらこれは陰謀論でも幻想でもなく、紛れもない事実なのである。

詳しくは本文に譲るが、この改訂案が可決されればＷＨＯの事務総長が「パンデミック」を宣言するだけで、様々な国の国民の権利を「法的強制力」をもって制限可能になる。その際には自由も基本的人権も認められなくなる。

日本では、今回のパンデミックでも厳しいロックダウンもなく、ワクチン接種も任意（実際には同調圧で半強制的）であったが、海外では「ワクチン未接種者は解雇」、「マスク不着用で逮捕」などという過剰対応が無数に行われた。

現在、海外ではこの行き過ぎた不当処分に対する訴訟が続々と提起されている。

しかし、このような反対運動を封殺する目的で進められているのが国際保健規則ＩＨＲの改訂である。改悪ＩＨＲが批准されれば、ワクチンパスポートがなければ他県への移動はおろか、バスにも電車にも乗れず、食品の買い物なども制限されるようになる。永久にマスクをさせられ、子どもたちは黙食で同級生の顔すら知らずに卒業することになる。

これでは奴隷以下の、家畜のような生活である。

もちろん、ＷＨＯの命令だけでは各国を強力に統治することはできない。パンデミック宣言後に国内で厳しく監視・管理するための国内法の整備が必要となる。日本では、憲法改正によって「緊急事態条項」を創設することが画策されている。レイムダックの岸田政権が、任期内での憲法改正をヒステリックに叫んでいるのは、WHOと背後の組織の圧力によると考えられる。このような悪だくみに騙《だま》されてはならない。

WHOは正式な規則改訂ルールを無視してキチンとした手続きを踏まずに強行突破しようとしているが、本年5月の総会での改訂案は無効なのである。しかし、次のパンデミックを準備しているために、改訂規則を無視してでも本年5月にIHRを批准させる必要がある。なぜ、それほどまでに急いでいるのであろうか？　その理由の一つは、2024年11月の米国大統領選にあると思われる。第45代米国大統領のトランプは、WHOからの脱退を進めていた。しかし、それはバイデン大統領が政権就任当日に反故《ほご》にしてしまった。トランプは、本気でWHOからの脱出を考えている。トランプ大統領が誕生すると、これまでのWHOの悪行が全て明らかにされて責任を問われかねない。それを恐れて強引に強行しようとしていると考えられる。

このような邪悪なWHOの被害に遭わないための最終的手段は、日本もWHOを脱退することである。

WHOは国連の機関ではなく、その予算の大半はビル&メリンダ・ゲイツ財団やGaviワクチンアライアンス（ビル・ゲイツの所有組織）などの民間営利団体からの出資に依存している。国家の出資額より遥かに多い寄付金で運営されている状況により、WHOはビル・ゲイツらに乗っ取られた営利組織と化している。

現在、WHOの危険性に気づいて反旗を翻す国が続出しつつあり、5月のIHR改訂に反対すると同時に、改訂決議の無効を宣言したり、WHOを脱退する動きも始まっている。

このような事情を背景に、WHOに対抗する新組織として世界の心ある医師や医療従事者たちが、WCH（ワールド・カウンシル・フォー・ヘルス）という団体を立ち上げた。

現在、それに加盟する国が続出しつつあり、日本にもその支部としてWCH Japan（WCHJ）が誕生した。

本書の第1章では、WCHジャパンの副代表である肛門科医の佐々木《ささき》みのり先生にお話を伺い、今回の遺伝子ワクチンが臨床現場でどのような症状を誘起しているかを紹介する。その証言内容は、驚くべき病状の連続である。

第2章では、「パンデミック条約（合意）」とIHRの改訂に関して、世界で最も詳しい米国研究者のジェームズ・ログスキー氏に対してジャーナリストの我那覇真子《がなはまさこ》氏が2023年9月に行ったインタビュー内容を紹介した。WHOの危険な実像がくっきりと見えてくる内容である。

第3章は、今回のコロナパンデミックの背景にある国際情勢とそれを陰で画策しているサイコパスたちの実態をノンフィクション作家の河添恵子《かわそえけいこ》氏との対談で紹介した。パンデミックの喧騒の水面下で進められてきた、米・英・仏・中国の「ワクチン・ビジネス」が、19世紀の「アヘン・ビジネス」の延長線上にあることや、全ての悪事の真相を驚愕的情報量で明らかにしていただいた。多くの読者には、初めて聞く驚きの内容ばかりと思われる。

本書では、現実の世界は日本人が考えているよりも遥かに不条理で悪意に満ちている事実を浮き彫りにした。

日本史上最大で、天下分け目の関ケ原的闘いが目前に迫っている。

日本の次世代と祖国の未来を守るために、しっかりと自分の目で真実を見つめ、意見を交わし、毅然と行動する読者が一人でも多くなることを心より祈念している。

2024年2月

目次

第1章 臨床医が直面したワクチン禍の過酷な現実とWHOの悪意

かつて見たことのない症例の嵐が意味すること

対談
WCHジャパン副代表
佐々木みのり氏

Colum
コラム

Colum
コラム

第2章

沈黙するか、戦うか？
今すぐ行動を起こし、
WHOからの脱退に進むべき理由

我那覇真子《がなはまさこ》×ジェームズ・ログスキー
2023・9・4

Colum
コラム

第3章

人類を家畜化しようとするものの正体

対談　河添恵子《かわそえけいこ》氏

Colum
コラム

カラー口絵の図版資料ご提供者

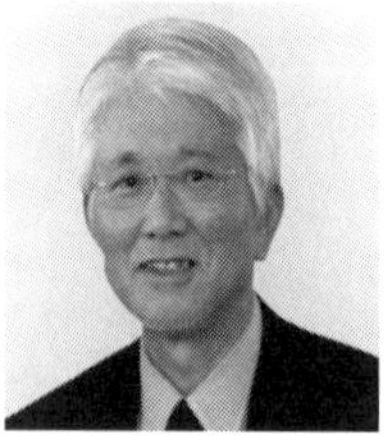

小島勢二

こじま　せいじ

名古屋大学名誉教授
名古屋小児がん基金理事長

小児がん治療の専門家で、移植治療の草分けの一人。1976年に名古屋大学医学部卒業後、静岡県立こども病院、名古屋第1赤十字病院で小児がんや難治性血液疾患の診療に従事。1999年に名古屋大学小児科教授に就任、次世代シークエンサーによる網羅的遺伝子診断や遺伝子治療の開発を行う。日本血液学会、日本小児科学会、日本小児血液・がん学会、日本造血細胞移植学会の理事を歴任。2016年に名古屋大学を退官後は名古屋小児がん基金を設立。厚労省が発表していた「新型コロナワクチンの接種者・未接種者と感染率」のデータが、接種歴不明者を意図的に未接種者として計算していた不備を発見・指摘。ワクチン未接種者のほうが感染率が低いケースがある（感染予防効果がない）ことを認めさせた。近著に『検証・コロナワクチン』（花伝社）など。

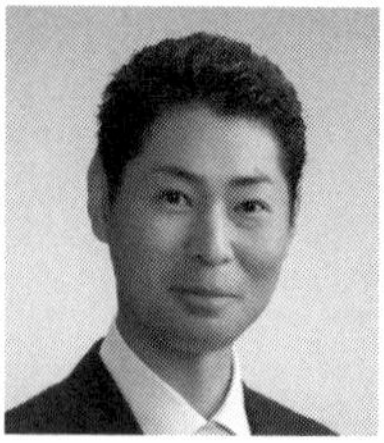

藤江成光

ふじえ　まさみつ

ジャーナリスト・YouTuber

1978年、千葉県勝浦市生まれ。早稲田大学卒。東京でサラリーマンを経験したあと、地元勝浦市の人口減少を食い止めたいと帰郷。2007年から地元国会議員の秘書となり、14年務める。2021年に独立後は、「日本の人口増加をめざす男」として、YouTubeで人口減少や少子化問題、教育などのテーマで発信。新型コロナワクチン接種に伴い、超過死亡者が激増していることに注目し、日々、「事実を伝える」ために発信している。何度となく動画削除・BANを受け、自らを「削除系YouTuber」と称すこともある。収益化を妨げられながらも、各地方自治体が発表する人口動態をいち早く分析し、現地を訪ねて「事実」を知らせる活動を継続している。2023年からは厚労省での記者会見にも積極的に参加し、大臣に鋭い質問を浴びせる。厚労省発表の人口動態統計速報をグラフ化したものは、通称「藤江グラフ」と呼ばれ、ワクチン接種と死亡者増の関連についての問題意識を全国に広く知らせたとして賞賛されている。

第1章

臨床医が直面したワクチン禍の過酷な現実とWHOの悪意

かつて見たことのない症例の嵐が意味すること

対談
WCHジャパン副代表　佐々木みのり氏

「恐るべきワクチン禍の現実」
――肛門帯状疱疹の大量発生に驚愕

井上　ＷＣＨ Japan（国際健康評議会・日本支部）副代表の佐々木みのり先生のクリニックをお訪ねして話をお聞きします。佐々木先生、今日はお忙しいところ、お時間をいただきありがとうございます。

佐々木　こちらこそよろしくお願いいたします。

井上　肛門科専門を標榜されているクリニックというのは貴重ですね。素晴らしいニッチのジャンルをカバーされていると思いますが、先生の元々の専門は？

佐々木　スタートは皮膚科医だったのです。医者になって最初の4年間は皮膚科医をしておりましたが、結婚して主人の病院を手伝うことになり、肛門科に転身したのです。それからは肛門科一筋に26年です。この病院は２０２３年で代々１１１年続いている肛門科の専門病院なのです。

井上　１１１年は素晴らしいですね。肛門という場所は、実は身体の様々な情報が現れてくる部位だと思います。コロナ禍の3年、臨床の現場で先生が気づかれたこと、患者さんにどのような変化があったのかなどをお聞かせいただければと思います。

佐々木　コロナパンデミックが始まってから、本当に世界が一変しました。

実は私は、井上先生が早い時期から著書やYouTubeやニコニコ動画で発信されてきた情報に救われた一人なのです。そういう情報に触れていなければ、医者として周りの外圧もありますし、ワクチンを打たないことで村八分にされるのも面倒だということで、たぶん何も考えずに打ってしまっていただろうと思います。

井上　たぶん、真面目な医者の99%はそうでしょうね。

佐々木　でも、私は井上先生の情報に触れることができていたので救われたのです。私のところの患者さんもその影響で、頻回接種を避けることができた人が多くいて、本当にありがたいと思っています。

井上　いや、恥ずかしながら、私自身も3年前までは同様の情報弱者だったのです。開発で失敗続きだったはずの遺伝子ワクチンを、科学の進歩でようやく作ることができるようになったのかと一瞬喜んでいました。

パンデミックになったこともあり、遺伝子ワクチンのことを含め、過去半世紀にわたるワクチンの歴史と感染症について徹底的に勉強し直そうと世界中の論文を読みまくりました。すると、遺伝子ワクチンが昔から失敗してきた原因は一つも解決されておらず、完全にコンセプトミスであり、原理的に間違った設計のまま拙速に製造販売された危険極まりないモノであることが、すぐにわかりました。

そして、動物実験も治験も全く不十分なまま、信じられないほど杜撰《ずさん》な手続きで緊急承認され、人間に接種されようとしていることに気づきました。このままでは世界も日本も大変なことになると思い、いい年をしながらYouTubeを始めとする様々な手段で発信を始めたのです。

佐々木先生の分野から見て、コロナ禍とワクチン接種開始以降に、患者さんたちにはどんな変化があったのでしょうか？

佐々木　2019年の暮れに新型コロナウイルス騒ぎが始まり、2020年には日本もパンデミック状態になりました。そして2021年の4月から一般の方へのワクチン接種がスタートしたわけです。ワクチン接種が開始されて3カ月くらい経った頃から、帯状疱疹がものすごく増えたのです。肛門の帯状疱疹が……。

井上　ほう！　肛門の周囲にも帯状疱疹ができるのですか！

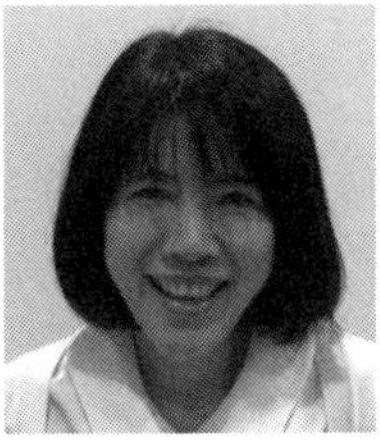

佐々木みのり
ささき　みのり

大阪肛門診療所副院長
WCHジャパン副代表

大阪医科大学卒業後、大阪大学医学部皮膚科学教室入局。４年間、皮膚科医として勤務後、1998年より肛門科医に転身。同年７月に日本で初めて女医による肛門科女性外来を開設。創立111年以上の歴史を持つ大阪肛門科診療所副院長。日本大腸肛門病学会認定 大腸肛門病専門医・指導医。元皮膚科医という異色の経歴から、皮膚科の知識を取り入れた独自のアプローチによって両側から診断できる日本で唯一の医師。自由診療にもかかわらず日本全国、海外からも患者が訪れている。WCHJ（ワールド・カウンシル・フォー・ヘルス・ジャパン）副代表。WHO以外の選択肢を日本の医療界に提供する礎としての活動を始める。著書に『オシリを洗うのはやめなさい』（あさ出版）、『便秘の８割はおしりで事件が起きている！』（日東書院本社）。

佐々木　はい。肛門の帯状疱疹というのは、非常に稀なのです。以前、皮膚科医時代には、もし肛門に帯状疱疹が出るようだと、その患者さんはかなり免疫が低下している証拠だから、全身検索をするようにと上司から教わっていたくらいです。

私は、申し上げたとおり26年間も肛門科医をやっているわけですが、２０２１年までの24年間に肛門の帯状疱疹というのはたった１例しか診たことがありませんでした。

ものすごく珍しいから、その時の患者さんの写真をずっと使わせてもらっていたくらいです。それがですね、わずか１年も経たないうちに20例近く立て続けに診ることになったのです！

井上　なるほど。

佐々木　あれよあれよという間に、肛門帯状疱疹が激増しただけでなく、お腹や背中にできる普通の帯状疱疹、口唇ヘルペス、単純ヘルペスなども激増しました。

ワクチン接種のたびにヘルペスが再発するという人も

ワクチン接種をするたびにヘルペスが繰り返しできるという患者さんもいっぱい診まして、なぜこれほどヘルペスだらけなのか……？　と、すごく驚いたのです。

もともと皮膚科医なので、皮膚科の知り合いが多いので医者仲間に聞いてみたら、誰に聞いても「帯状疱疹がものすごく多いね」と言っていました。ヘルペスは、胸とか背中とか腰とかにできるのが典型例じゃないですか。それが、ワクチン接種後に爆発的に増加しているようです。

井上　私も、背中、お腹、腰あたりに出るヘルペスはずいぶん診ましたが、肛門周囲ヘルペスというのは知らなかったですね。

佐々木　とても珍しいのですよ。

井上　話に聞いたこともなかったですが、やはり全身的な免疫異常が起こっているという感触でしたか？

佐々木　はい。これは今まで知らなかった何かが起こっており、その背景に免疫異常が幅広く関与していると思っていました。

　そして、それだけではなかったのです。肛門周囲膿瘍《のうよう》といって、お尻が化膿する病気がそれまでの10倍以上に増えたことにも驚きました。そもそも私の病院は「手術なしで痔を治すこと」を標榜している肛門科なのに、週に1回ぐらいのペースで肛門の切開排膿手術をするような異常事態が起きたのです。毎週オペが必要になるなんておかしい！　今までこんなことはなかったということで、看護士さんに患者さんのワクチン接種歴を調べてもらったら、案の定、「接種後2週間」あたりが多くて、だいたいの患者さんは「1カ月以内」くらいだったのです。

井上　肛門というのは痔ができたりして、たしかに細菌感染などのリスクは高い場所かもしれませんが、自分の免疫がきちっと機能しているときには排泄物からの感染は滅多に起こらないはずです。そこが化膿しやすいということは、相当免疫力が落ちているということが想像されますね。

佐々木　全くその通りです。この2つの症例の激増というのがワクチン接種の始まった2021年の衝撃でしたね。それまで24年間ほど診察してきて、一度も診たことのないような症例をいっぱい診させてもらいました。

その原因を消去法で考えると、「ワクチン接種以外には想定できない」という認識をスタッフとの間で共有しています。

2022年になって、今度は3回目、4回目の接種が始まったわけですが、スタッフも私と同じ考えの人が多いので、ほぼ全員が接種しておらず、私のクリニックに来られる患者さん全員に「ワクチン接種の危険性について丁寧に説明」をしたり、井上先生のご著書をはじめ、参考図書を読んでもらったりしていたわけです。そんなわけで、患者さんたちも報道に騙されて何回も接種を続けてしまう人は少なくなり、大体は2回、多くても3回ぐらいで接種を止めた人が多かったのです。

接種後2年で、今度は発がんが多発というショック

佐々木　その後、帯状疱疹も少し落ち着いてきたし、手術回数も減っていつも通りになってきたので、「ああ、良かった」と思っていたら、今年辺りからです……！（取材は2023年末）

接種してから2年ほど経って、今度は発がん患者が続出しているのです。

これはもう本当に悲しくて……。

「先生の言うことを聞いてワクチン接種を2回でやめたから、後遺症で酷いことにならないで本当に良かった。私、命拾いしましたよ」と喜んでくれていた患者さんたちが、今度は突然「がんになりました」と言うのです。

しかも、誰も彼もがターボがんで、発見されたときには、いきなり、もうステージ4なのですよ。当然、皆さん大きなショックを受けておいでなわけです。

私は、「突然のがん発見で、しかもターボがんということなので、ワクチン接種が要因

になっている」と考え、一応有効と思えるものは標準的ながん治療を受けてもらい、それだけでは不足な気がするので、「ワクチン後遺症としてのアプローチ」をしてもらっているのです。ありがたいことに、そうすると次々と寛解しているのです。

ここでは具体的に言えませんが、例えば、例の北里《きたざと》大学の有名な先生がノーベル賞を取ったあの薬とか、全国有志医師の会の木《き》田《だ》正博《まさひろ》先生が作ってくださった生薬などが劇的に効いている患者さんがおられます。

患者さんには、日頃からなるべく多角的な情報に接してご自分で考えてほしかったので、井上正康先生、岡《おか》田《だ》正彦《まさひこ》先生、宮沢孝幸《みやざわたかゆき》先生の著書などをいつでも読んでいただけるように待合室に置いています。

先生方の本を読まれた方は、テレビや新聞からは決して伝わらない事実に接することで新型コロナや遺伝子ワクチンに疑問を持つようになってくださったのです。その結果、かなり多くの患者さんの接種回数を減らせたのではないかと思います。

井上　運良く佐々木先生のクリニックに来られた患者さんは非常にラッキーだったと思うのですが、9割9分の医者は今回の遺伝子ワクチンが危険なものであるという事実を分かっていないわけです。そのために、それを医者に勧められた市民も「良かれと思って打ってしまった」のは当たり前のことです。その意味では、「専門家とみなされる医師たちが正しい情報を勉強していないことがいかに申し訳ないことにつながるのか」という思いを強く持っています。

みのり先生のご主人の院長も「本当にそうですね。みんなもっと勉強しようよ！　調べようよ！」と仰っておられますね。

・臨床現場で驚かされたこと
――過去に類のない病気がさらに続出

佐々木　帯状疱疹の話をもう少ししておきますと、これは体内に潜んでいるヘルペスウイルスが原因であり、誰でも子どもの時に罹《かか》る水疱瘡のウイルスが治った後も神経細胞の中に棲みついているわけです。ヘルペスウイルスはその時に他人から伝染したものと勘違いする患者さんが少なくないですが、自分の体内にずっと潜伏しているウイルスなのです。「ウイルスが何時も体におるの？　そんなん怖いわ！」と言われる方もおられるのですが、実はヘルペスは「免疫系の番人」とも言われており、免疫系がちゃんと保たれている間は活動しないのです。ところが免疫力が低下してくると、このヘルペスウイルスが活性化されて潜伏部位から出てきて、普通は神経節に沿って皮疹を生じるのです。ウイルスがどこに潜伏しているかによって、発症する場所や出方も変わるわけです。今回のワクチン接種では極めて稀な場所である肛門周辺に出た人が続出したことから、著しい免疫低下が起こっていると思ったわけです。

一般的に、こんなに多くの帯状疱疹が出るということは、接種者がかなり疲れて免疫力が低下している証拠と考えられ、「しっかり休息してください」と言うのが普通です。全国でワクチン接種後に帯状疱疹や単純ヘルペスが激増したので、文献検索してみたら、たくさんの論文が報告されていました。

論文では、「新型コロナワクチンの接種後に、体内に潜伏していたヘルペスウイルスの多くが活性化された」と報告されています。

ヘルペスウイルスには、1から8（HHV－1〜8）までの種類が知られています。HHV－2というのが単純ヒトヘルペスウイルス、HHV－3というのが水痘帯状疱疹ウイルス（いわゆる水疱瘡のウイルスVZV）です。肛門に出てくるヘルペスは、主にこの2と3です。これが活性化されているから帯状疱疹になる人がものすごく増えているのですね。問題なのがHHV－4のEBウイルスです。

井上　EBウイルスとはエプシュタイン・バール・ウイルスですね。

佐々木　そうです。実は、これは腫瘍ウイルスやがんウイルスとしても知られています。悪性リンパ腫、上咽頭がん、胃がん、唾液腺がん、平滑筋肉腫など、さまざまながんを引き起こすウイルスなんですね。最近では乳がんや全身性エリテマトーデス（SLE）、リューマチ、シェーグレン症候群などの自己免疫疾患の原因になっていることも明らかになってきています。

最近、私の患者さんでも悪性リンパ腫になる人が急増しており、原口一博《はらぐちかずひろ》議員と同様にびまん性大細胞型B細胞リンパ腫になった方も多くおられます。

長年、肛門科の診療を行なってきた自分の患者さんが経験されることが全くなかった疾患なのです。しかし最近、それを頻回に耳にするようになりました。

「ワクチン接種後症候群」を報告する論文が山のように溢れている現実

井上　基本的には、このワクチンが多く取り込まれる臓器は異物を処理する肝臓と脾臓ですが、その次に多いのが骨髄なのです。その次が卵巣、副腎、精巣などの順番に多く取り込まれますが、単位重量当たりだと最も多いのが卵巣であることが判明しています（厚労省データ）。

世界中の医学論文をPubMed《パブメド》（文献データベース）で検索すれば、これらの臓器や細胞の機能がワクチン接種後に障害された病気が山のように報告されています。

血液細胞を造る骨髄の作用がおかしくなると、血小板、赤血球、白血球などが異常になります。白血球の中のリンパ球が異常になると悪性リンパ腫になります。3回目の接種後に悪性リンパ腫に罹《かか》られた原口一博先生の場合も、骨髄の機能異常が原因である可能性があります。

佐々木　そうですね。そして高知大学皮膚科の佐野栄紀《さのしげとし》先生（現在、同大学名誉教授）のグループが発表された論文では、帯状疱疹患者の皮膚組織で新型コロナのスパイク蛋白が免疫組織学的に確認されています。この患者にはコロナ感染歴がなかったので、ワクチン接種によるスパイク蛋白であると考えられます。ワクチンによって皮膚病巣の細胞でスパイク蛋白が造られていたことが示されたわけです。しかし、気が付かずにコロナに感染していた可能性もあるので、この解析結果だけで「スパイクがワクチン由来と結論する」には不十分です。

免疫染色で検出された皮膚病巣のスパイク蛋白は、コロナ感染でもワクチン接種でも観察される可能性があり、鑑別診断が困難だからです。

井上　この点に関しては、ワクチン問題研究会の村上康文《むらかみやすふみ》理事（東京理科大学名誉教授）が「精密な確定診断法を確立」しました。コロナ感染ではウイルスのスパイク蛋白と遺伝子に結合するN－蛋白が同時に検出されますが、ワクチン接種が原因の場合にはスパイク蛋白のみが免疫染色されます。村上先生は、両者を正確に区別可能な免疫二重染色法を開発されました。私たちの学術団体である「ワクチン問題研究会」では、世界中の医師や検査技師が、ワクチン後遺症患者であることを確定診断できるこの免疫染色法を利用できるようなシステムを構築しつつあります。

現在、自腹でキットを開発しているため、資金が充分ではないので、広く寄付などをお願いして全国的に利用可能にする予定です。

この鑑別診断法を全世界の医師や検査技師が自由に使えるようになれば、ワクチン後遺症なのかコロナ感染による症状なのか簡単に確定診断可能となります。そうなれば、ワクチン被害者の治療や補償の問題も大きく前進するでしょう。是非、みのり先生の病院でもご利用いただきたいと思います。

佐々木　早くそうなるといいですね。

帯状疱疹以外にもビックリするような症例にたくさん出会っています。例えば、昔、痔にかかられた患者さんで、その後は調子が良くて出血も10年ぐらいなかったのに、ワクチン接種後に突然出血したという方がおられます。殺人現場かと思うくらい便器が真っ赤になって仰天され、出血が続いて貧血になっているのです。いぼ痔というのは静脈瘤で、循環器系の障害なのです。ワクチンによるスパイク蛋白が血管内皮細胞を障害することで、血管が破れやすくなっていると考えられます。

この方は、通常の治療では出血が止まらず、イベルメクチンと木田先生の生薬（通称はコロナワクチン除去散）を処方したら止まりました。

ワクチン接種後に、通常の治療法では治せない病態の患者さんが山ほど出てきておられます。しかし、ワクチンの後遺症と疑ってもいない医者には全くわからず、「精神的なものでしょう」などと誤診していることも多いのではないでしょうか？

井上　実は、武漢でコロナにより死亡した患者を病理解剖した症例があります。パンデミック初期の血栓を作るタイプのコロナに罹った患者さんです。WHOは「解剖してはいけない」と言っていたけれど、医者が内緒で病理解剖したケースです。

驚いたことに、その患者では腸内細菌叢のプロファイルが激変していたというのです。腸内フローラの変化を含む免疫異常が起こっている可能性が高いですね。

第5波までのコロナウイルスは、血管壁のACE2受容体に結合して感染するスパイク特性を有しています。ACE2が一番多いのは小腸の血管ですが、ワクチンでは類似の病態が全身で起こります。このため、今まで医者が見たこともないような複雑な病態が全科の患者さんで起こっています。

mRNAワクチンは、骨髄、卵巣、睾丸に高濃度に溜まる

佐々木　私の患者さんの8割は女性ですが、本当に多いのが月経異常です。いきなり生理が止まったり、経血の量が異常に多くてナプキンでは無理で、オムツを穿かないと間に合わない患者さんも多いですね。

それから、死ぬかと思うほどひどい生理痛とか、一番驚いたのは「生理の血が青くなった」という患者さんです。その患者さんのお母さんから写真を見せてもらい、どう対応したら良いかわからずに大変困りました。

30代の前半で閉経してしまったという患者さんもいます。お気の毒でならないです。

井上　骨髄の次にコロナワクチンが大量に蓄積するのが卵巣なのです。卵巣のサイズはピンポン玉ぐらいですから、グラム重量当たりでは骨髄よりも遥かに高濃度に蓄積するのが卵巣なのです（厚労省の資料）。

そして男性では睾丸の精巣上体に多く蓄積するのです。

このため、卵を造る臓器と精子を造る臓器の両方とも障害されてしまうのです。国民の8割以上がワクチン接種してしまったという中で、若い人がどのくらい打たれたかにもよりますが、残念ながら日本はこれから本格的な不妊国家になると考えられます。これは少子化などという生易《なまやさ》しいレベルではありません。少子化問題は、「若い人の年収が上昇すれば解決する」というのが内閣官房の「子ども未来戦略方針」にも述べられています。しかし、身体を遺伝子ワクチンで障害されてしまった場合、取り返しのつかないことになります。しかも、その障害が次の世代、さらに次の世代へと、どのくらい影響するかは全く未知なのです。

佐々木　井上先生のおっしゃる通りで、現実に不妊患者も増えています。私の患者さんでも2021年に流産がすごく多く、早産もかなりありました。大変気の毒なことに、中には死産の方もありました。ありえない形での死産です。

井上　私は、ワクチン問題研究会で世界の医学論文をPubMedで検索する係を担当しています。これでワクチン接種後症候群（PVS＝Post Vaccination Syndrome）、いわゆるワクチン後遺症を検索しました。例えば、2023年8月に「ワクチンの後遺症」というキーワードで検索すると、瞬く間に9000本以上の論文がヒットしました。

その中には、今おっしゃったような月経異常や流産に関する論文が山のように出てきます。これは、世界で同じような異常が起きていることを示しています。

打ってしまった今、解毒のためにできることを着実に

佐々木　一方で、希望も少し見えています。2023年になって2回～3回接種した女性でも妊娠して無事に出産されておられるのです。

井上　それは嬉しいことですね。

佐々木　私には本当に希望の象徴です。ワクチンのロットによる差もすごく大きいと思いますので、打ってしまったから終わりと諦めるのではなく、解毒能力も人によってすごく違うと思いますので、希望を強く持っていただきたいです。

打ってしまった方から生まれる赤ちゃんが、これからどのように育っていくかという点は注意深く経過観察しないといけないと思っています。誰よりもお母さん自身が、そう思っ

ておられるわけです。お子さんの将来のことを考えてワクチン接種をしたのだけれど、事実を知った今は、ワクチンを打つべきではなかったと後悔されている方がすごく多く、心が痛みます。

ですから、私もそのような親子に寄り添い、有効な治療の手助けも続けたいと考えながら、ワクチン後遺症の治療もさせてもらっているのです。

そんなわけで、うちの患者さんはもともと痔の治療とか、便秘の治療のために病院に来られるようになって、たまたまワクチン後遺症の治療もするようになったわけなのですが、最近は、「肛門は健康だからいいんですが、ワクチン打った後、なんだかずっと調子が悪いので、みのり先生に見てほしいんですけど、行っていいですか」という問い合わせがすごく増えまして。それには「いいですよ。でも、肛門も見せてくださいね」ってお願いしてるんです。

そして、座薬を入れて排泄してもらうわけですが、皆さんびっくりされるんですよ。

「朝にあんなにどっさり出たのに、今もトイレでいっぱい出て驚きました」って。

溜まっているものを出さないと、ワクチン後遺症からの回復はできないんですよ。

排泄物をいっぱい溜めてたら、毒性のあるものも老廃物もその中にあるわけで、また腸から再吸収されて入ってくるじゃないですか。それがいけないと言っているんです。

井上　たしかに便秘というのは健康にとってひじょうに大きな作用をもたらすものですね。人間が、水洗トイレに座って用を足すようになったのは、たかだか20年かそこらの年月ですね。

佐々木　私は田舎者なので、子どもの頃は汲み取り式でしたし、水洗になってもずっと和式便所でしたよ。

井上　洋式便器に腰かけて用を足すというのと、和式便所で用を足すのとでは、腹圧のかかり方が全然違うんですよ。しゃがんでするという形で、直腸のところに残っている便を全部排泄できるというスタイルこそが、実は、何十万年もかけて人間が探究してきた排泄行為のベストフォームだったんですね。

なのに、洋式の便座に座ってするのは、実は非人間的なスタイルなのです。

佐々木　そうです。腰掛けることで直腸肛門角が曲がってしまうので、あれで気張ると痔になりやすいのです。だから、ロダンの「考える人」のように、少し前傾する姿勢を取って、足はしっかり床につけて頑張って気張るというのでなく、全身の力を抜いてふっと脱力してください。気張らないと出ないと感じている人は、排泄がちゃんとできていない可能性があります。

　ワクチン以後の特徴の一つだと思うのですが、皮膚科医時代ですら一度も見たことのなかった梅毒患者さんも増えている感じがします。

　皮膚科医時代に見たいと思っていたけれどお目にかかれなかった梅毒の人、それも全身に広がった薔薇疹《ばらしん》の人も、ワクチン接種後のタイミングで見ました。実は、肛門科というのは性病の人がたくさん見えるのです。


井上　先生は若いから見たことがなかったかもしれませんが、私が病理解剖をやっていた時代は、梅毒患者はいつもいたのです。

　大阪の西成《にしなり》のほうに飛田《とびた》百番という世界一の遊郭がありまして、私はかつてそこの近くの大学病院で教鞭を執っていたのですが、世界中からたくさん人が来て遊んで帰るわけです。当然のように、梅毒もけっこう多かったわけですよ。

　そして現在、大阪は日本で一番梅毒患者の多い町になっています。気になっているのは、母親が梅毒患者だった場合、出産時に赤ちゃんが先天梅毒になります。知識のある医者が産婦人科にいれば、ちゃんとそうしたことを考慮して処理してあげることで、引きずらずにすむケースが多いわけですが、それができているのか心配です。

佐々木　私の世代ですら梅毒って見たことがない医者が多いわけなので、今の若い先生って、梅毒を見たことのない人が大半だと思うんですよ。医者がそういう視点をもって見ていないと発見が遅れると思うのですが、きちんと診断できているのかが心配ですね。
これは由々しき問題です。

井上　梅毒だけでなくて、実は今、結核に感染する人もとても多いのです。
結局、全部ワクチン接種によって免疫が落ちてしまったことで、今の日本の衛生環境であれば本来ほとんど問題にならないような病原体が、いわゆる日和見《ひよりみ》感染をしているわけです。その一つが梅毒であり、結核なのです。そして、帯状疱疹の激増なども免疫異常がベースとなってそれが起こっていると理解すべきだと思います。

人類史上最悪のワクチン禍をもたらした一因はＷＨＯと厚労省

井上　新型コロナワクチン接種開始以降に、日本のみならず、世界中の臨床の現場で起きている変化や異常、もちろん日和見感染だけでなく、ターボがんに至るまでの全ての原因を作ったのは誰かというと、本来、それを防ぐべき立場として機能するはずだった、世界保健機関（WHO）や厚生労働省です。

ワクチンの安全性の検証や接種後の科学的な経過観察などを速やかに、かつ継続的に行うべきだったのに、それを怠るだけでなく、情報やデータを意図的に改竄《かいざん》した結果、日本人も、世界中の人も残酷な結果に直面しています。

医師である我々が、半世紀間以上信頼してきたWHO。

私の若い頃は、WHOは「後進国などを中心に人々の健康をサポートする素晴らしい組織」と思っていたわけです。しかし、この3年間のコロナ禍やワクチン行政に対する悪質な対応の根源は、実はすべてWHOの指令によるものだったのです。実際、冷静に観察してみると、トンデモない無茶苦茶なことをやっている組織だということが改めてわかりました。

WHOは我々が信じていた組織とはまるで違う代物だったのです。一体どうしたのかということで、この狂ったWHOの危険性に気づいた医療関係者たちが世界中で増えており、これに対抗して立ち上がろうとする動きが始まっています。

ＷＨＯに代わるべき国際的組織としてＷＣＨ（World Council for Health）が設立され、その日本側の副代表をされているみのり先生から、その辺をご説明いただけますか。

次のパンデミック宣言で、ＷＨＯの権限が加盟国政府を超える？

佐々木　いよいよ本題ですね。

まだご存じでない方も多いかもしれませんが、私たちは今、世界的な決戦前夜を迎えているのです。２０２４年の5月後半にＷＨＯの第77回世界保健総会がスイスのジュネーブで開かれ、その場でいわゆる「パンデミック条約」と国際保健規則（ＩＨＲ）の改定が決議されるという日程が決まっています。

詳細は抜きにして、まず結論を述べます。

いわゆる「パンデミック条約」と称されているものは、実際には「条約」ではありません。我々は「条約というからには、国の代表が国会の場に持ち帰り、相応な議論をして国民の承認を得た後に批准するもの」だと思ってしまいます。しかし、これは実際には条約ではなく、「ビジネス枠組み条約」とか「合意協定」のようなものです。

正式名称に基づけば、「WHO CA＋（日本語訳は、パンデミックの予防、備え、対応に関するWHOの条約合意、またはその他の取り決め）」と表現されています。誤解を避けるには「パンデミック合意」と呼ぶべきと思います。

内容的には、第2章の我那覇真子さんによるインタビューで、この問題について世界一詳しいジェームズ・ログスキーさんが丁寧に答えてくれています。

このいわゆる「パンデミック条約」の締結条件は194の加盟国の3分の2以上の賛成が必要でハードルが高く、過去に2回も否決されています。そのため、彼らが「本命」と考えているのは、もう一つ同時に議決される予定のIHR（国際保健規則）の改訂です。

これは改正ではなく大幅な改悪なのですが、こちらが本命と考えられます。

いわゆる「パンデミック条約」は、まだこの世に存在していないものですが、こちらのIHRは1969年に作られてから何度か改訂されながら機能してきたものです。近いところでは2005年に大幅改訂され、2022年には、今回の大改悪を素早くうやむやにするために、55条と59条の変更という手が打たれていました。それを前提に、2024年の総会では計３０７カ所もの規則を改訂しようと動いています。

改訂どころではなく、実質的には「新設」に近いほどの大幅変更です。しかし、ＩＨＲの改訂は、世界保健会議への参加国の2分の1以上、つまり「会議に参加した国の過半数」を取れば成立してしまいます。

つまり、よりハードルが低いわけで、ＷＨＯ側が狙っているのはこちらでの成立だろうと考えています。

問題は多岐にわたっていて、いくつもあります。しかし、最も重大な一つは「ＩＨＲの改訂成立後は、ＷＨＯの事務総長がいつでも好きなように『パンデミック宣言』を行うことができ、ＷＨＯの指示が参加国の憲法や国内法より優先される」ということです。「まさか、そんなバカな？」と思われるでしょうね。

悪夢のようですが、これは現実なのです。

２００５年改訂版までは「基本的人権を最大限に尊重したうえで」と記載されていた条件が削除され、「ＷＨＯの判断や決定が参加国政府の判断より優先される」と解釈できる素案が提出されています。この改訂が可決されれば、「基本的人権や自由、そして各国の憲法も〝合法〟の名のもとにＷＨＯの権限で制限できる世界」が実現することから、多くの国が強く危惧しております。

一番警戒すべきなのは、「ＷＨＯはこれまでアドバイザリーボードとして勧告やアドバイスをする機関だったのが、法的拘束力や強制力を持った組織にする方向で性格が激変すること」です。

つまり、ＷＨＯの事務総長が一人で「パンデミック発生」と判断した段階で、「世界中の国や地域の決定権を越えて強制的にロックダウン、渡航禁止、外出禁止など、移動の自由制限や管理を強要」できるようになります。その場合にはワクチンパスポートによる徹底的な管理が前提となってきます。

もちろん、ワクチン接種の義務化やマスク着用の義務化もＷＨＯの命令で実施可能になります。その違反者は当然厳しく取り締まられることになります。

井上　今回のコロナ騒動では、オーストラリアやニュージーランドは狂ったような政策を行い、「マスクをしていなかったら逮捕」などというバカげたことをやっていました。

佐々木　そうです。それをどの国に対しても強制できるようなシステムを構築しようと考えているのです。つまり、ＷＨＯが各国政府の頭越しに命令を下し、その実施と管理を各国政府が行うために法整備をしておけということです。本当にそうなれば、実に悲惨なことになります。

井上　アメリカのバイデン政権などは、医師や看護士などの医療従事者、軍、警察、消防などの職種の人たちにワクチン接種を義務づけ、拒否した人は解雇するという愚かな政策を行いました。そのため、最近になって全米各地で大きな訴訟が次々と起きています。

佐々木　はい。しかし、ＩＨＲの改悪が可決されてしまえば、次のパンデミックの時にはもっと厳しく強制される世の中になります。

そして、次のパンデミックが「Disease X」と命名されて用意されています。

驚くべきことに、この改訂作業で米国とともに主導的役割を担っているのが日本なのです。ＩＨＲ改訂に関しては厚生労働省が、パンデミック条約に関しては外務省が担当しています。しかし、不思議なことに、「日本のみがＷＨＯにどのようなＩＨＲ改訂案を提出したのか、パンデミック条約に関してどのような意見を提出したのか」などが非公開の状態で進められています。

各国の担当官庁がどのような案を提出しているかは全て閲覧可能ですが、日本の提案に関しては全く確認できずに謎のままです。

つまり、日本国民にとって最も重要な基本的人権などの制限に関しても、主権者である国民やその代表たる国会議員も何一つ知らないまま、選挙で選ばれていない官僚の判断だけで勝手に議論が進められ、議決の日が目前に迫っています。こんな暴挙が許されてはなりません。

多くの国がＩＨＲへの「拒否」や「不同意」の意思表示をしている

佐々木　日本人は、この問題についてほとんど知らないまま過ごしており、厚労省も外務省もマスコミも医者も全く声を挙げていません。そして国会議員の誰一人もがこの事実を知らない間に、担当官庁の中だけで着々と準備が進められており、既にいくつかの重要な締切が過ぎてしまいました。本番は目前であり、取り返しのつかない危機的状況が刻々と迫っています。

井上　実にけしからん話ですね。もちろん仕掛けるほうが悪いが、情報弱者としてやられるほうも情けないですね。

日本には「和をもって尊しとなす文化」があるために、きちんと主張すべきことを主張せず、不本意であっても摩擦を起こさずに受け入れてしまうという大きな弱点があります。外部に対しても内部に対しても、有害なことに対しても断固戦うべき時に戦わず、泣き寝入りしてしまう。それを改めなければなりません。

ところで、日本以外の国はどのような反応なのですか？

佐々木　そうですね、WHO側は今回の事態を何年も前から周到に準備しております。IHR改訂の前哨戦として、「規則改訂のための規約変更」を2022年5月の総会の時から進めていたのです。例えば、「改訂案を各国に持ち帰り、反対、拒否、留保などの意思表示を提出するまでの猶予期間を短縮する」とか、「決議された条約や規則の改訂案が発効するまでの公示期間を短縮する」というものです。「規約改定に対して反対や留保の意思表示をする期限の短縮」に関しては、その締切が2023年11月末日だったのですが、一部の人以外は全く知らず、議論もされないうちに過ぎてしまいました。

例えば、エストニアではその期限までに、国会議員11名がIHRの修正案とパンデミック条約の提案を拒否する書簡を提出しています。ニュージーランドの新しい連立政権では、IHRの修正案に反対する予定と表明しており、スロバキアの首相は「政府としてWHO

の強化を支持しない」と発表しています。そしてフィリピンでは議員が包括的法案を出して反対し、南アフリカでは2人の国会議員がWHO脱退法案を提出し、それに対して国民の支持が集まっている状態です。

今後、世界中でこうした動きが大きくなっていきそうですが、日本では逆に外務省や厚労省の役人がWHOの案を推進する側に立っているのです。

WCH議連の勉強会で担当部署である厚労省の官僚に質問しても、「次のパンデミックに対して速やかに準備を進めるべきとの考えで、もちろん反対はせず、IHR改訂作業でも積極的に進めたい」との返事が返ってきます。我々が感じている危機感は、1ミリたりとも共有されていないわけです。

「IHR」といわゆる「パンデミック条約」はクルマの両輪であり、相互補完的な関係ですが、これは「条約」ではなく、「枠組み条約」や「合意」という程度のモノです。しかし、締約国に「決めるべき内容は世界6区画の地域代表が後で決めるので、ともかくあなたの国は白紙委任する書類にサインしなさい」というひどい内容なのです。

実際の中身は、「各国で発見された病原体などを登録して将来の医薬品開発の資源にしたり、パンデミック発生時に供与されるべき物品やサービスについて取り決め、その利益分配や提供についてのビジネス的枠組みを富裕国や貧困国の差を超えてフェアに決めましょう」と標榜するものです。しかし、実際の制度は既得権益者の利益を最大化するようにどんどん恣意的に作り替えられています。

国の代表でもない利益集団が君臨するWHOの異常さ

佐々木　びっくりするのは、そのボードメンバーが国の代表ではないビル&メリンダ・ゲイツ財団、ロックフェラー財団、医薬・製薬業界の代表などの私的利益代表者やNGOの代表たちも加わって規則を決めている事です。これは「利益相反そのもの」であり、信じられない仕組みなのです。

井上　理不尽で無茶苦茶な組織としか言いようがありませんね。

佐々木　本当ですね。私たちは、学会で論文一つ発表するだけでも「利益相反：Conflict of Interest＝COI」はありませんと事前に厳重に証明しなくてはならないので大変だというのに、何と理不尽なことでしょう。

さらに腹立たしいことは、彼らには自分たちが決めたルールを守る気が全くないという事実です。

2022年の55条改訂の時には「手続き上の不備があったので採決自体が無効である」と、フィリピンやオランダの国会議員からクレームが出たり、EUの議員11名から正式な異議申し立てが出たりしましたが、WHO側はまともに取り合いませんでした。

最初から「ルール違反であろうが、ともかく2024年5月の世界保健会議でのIHR改訂を強引に推し進める」つもりなのです。

信頼できないWHOに代わる別組織がどうしても必要

井上　ことほど左様にWHOは信用ならない組織になっている。そのために、WHOとは違うフェアーな組織として世界保健評議会（World Council for Health = WCH）という国際的組織がイギリスで立ち上げられ、現在では日本をはじめ45カ国以上の国々が参加しています。みのり先生はそのＷＣＨ Japan（WCHJ）の副代表をされているのですね。

佐々木　はい、そうです。日本では２０２３年11月15日に国会議員による超党派ＷＣＨ議員連盟（平沢勝栄《ひらさわかつえい》衆議院議員と原口一博衆議院議員が共同代表、事務総長は神谷宗幣《かみやそうへい》参議院議員）が立ち上がり、以後は毎月国会内で勉強会を開き、担当する厚労省や外務省の職員たちから情報の聞き取りを始めたところです。

ＷＣＨは、今回のコロナ禍やワクチン禍で噴出したＷＨＯの医学的不正や米国ＣＤＣにより歪められた医療現場の危機的状況に対して、ＷＨＯに長年貢献してきた英国のテス・ローリー博士が反旗を翻す形で立ち上げた組織です。未だスタートしたばかりの組織ですが、世界の国々と連携して「パンデミック条約とＩＨＲ改悪」を阻止するために全力で活動したいと思っています。

それにしても、残された時間がないんです。

井上　まさに、時間との戦いですね。一人でも多くの議員や国民にその実態を知って目覚めてもらう活動をしなければなりません。

佐々木　原口議員にお聞きしても、「国会議員でこの問題を知って理解している人はほとんどいない」ということでした。

井上　医者の９割９分も知りませんね。

佐々木　そうですね。つい最近まで私も全く知らなかった一人です。国会議員や医師には
しっかり勉強して正しく対応してもらわないといけませんね。
　これは「政治家や巨大な多国籍企業に、健康や公衆衛生の問題が人質に取られてＷＨＯ
が乗っ取られている事態」であり、その結果、人々の基本的人権が制限されることになり
ます！

井上　日本人はお上の言うことをすぐに信じるので、世界で最も騙されやすい国民です。
子どもや若い次世代のために、いい歳の大人がきちんと勉強して行政をまともに動かすよ
うにしなければ、本当に危ないですね。

医療を政治や利益至上主義者から科学の世界に取り戻す

佐々木　私は「今回のパンデミック騒動で一番いけなかったことは、医療に対して政治が介入し過ぎたことだ」と思っています。医学は一般の国民には分かりにくい専門領域であるからこそ、医療政策を決める人は、医師免許、薬剤師免許、看護師免許などの有資格者であるべきではないのかと強く思いました。政治が営利目的で医療を乗っ取ることがこんなに危険なことなのかと……。

井上　そういえば、WHOのテドロス事務総長も日本の武見敬三《たけみけいぞう》厚労大臣も医師免許を持っていないですね。WHOにおける、医師でない初めての事務総長がテドロスなのです。彼は出身国のエチオピアでは犯罪者扱いされている人物でもある。

今回のコロナパンデミックでは、遺伝子ワクチンによる後遺症患者がたくさん出ています。このことにワクチン接種が関与しているか否かを評価判定しているメンバーの中にマトモな医者はいません。

しかも、モデルナ社やファイザー社と利益相反のある人が非常に多くて驚きます。その中にはファイザー社から出向していた職員もおり、それがバレるとサッサと委員を辞めて会社へ復帰しました。

アメリカでは、これを「リボルビング・ドア（回転ドア）」と呼んでいます。利益相反があると本当に必要な検証や批判はできなくなります。そのため、利益相反者は医薬品の導入や行政の意思決定組織から排除しなければなりません。

これは絶対的なルールです。

毎日テレビで「今日の感染者は〇〇人」などと恐怖を煽るお馴染みの医者達も製薬企業から多額の礼金を受け取っています。

規制官庁と製薬メーカーとメディアの間を同じ人間が行き来しながら入れ替わっているのです。そのために、WHOも厚労省も腐ってしまいました。

かつて、日本の官僚は世界一優秀だと言われ、たとえ不利なデータであろうともあらゆる記録や資料を管理していると言われていました。大変残念ながら、最近の官僚は証拠を隠滅、改ざん、消去するように腐敗してしまいました。

特に厚労省の隠蔽体質は深刻です。これは、本書にも図版提供などでご協力いただいている小島勢二《こじませいじ》名古屋大学名誉教授が気づいて指摘されたことで明らかになったのですが、厚労省による悪質なデータ改ざんがありました。

厚労省は、「ワクチン接種歴を正確に覚えていない人やワクチン接種歴不明の人」を、〝ワクチン未接種者〟として集計し、「ワクチン接種者のほうが未接種者よりコロナ感染率が低い」と見せかけて発表していたのです。

佐々木　ああ、あれは酷かったですね。

井上　ええ、本当に悪質な捏造です。通常、あのように犯罪的な捏造事実が判明したら、その時点で厚労大臣は即刻更迭され、積極的に関与した責任的官僚もクビにすべきです。厚労省の立場でありながら、国民の生命を確信犯的にないがしろにしていたわけですから。

その捏造事実をきちんと公表して謝罪することもなく、知らないうちにデータを修正してごまかそうとする。しかも、マスコミもごく一部を除いてそのことを報道も追及もしない最悪の状態です。国会議員も全員見て見ぬふりです。

国民の生命を毀損しうるデータ改竄を一切糾弾しない政府や国会とは何なのかと、自国の惨状の深刻さを身にしみて感じています。

そういう意味では、厚労省も自民党も終わっていますね。少なくとも医療から診て、私はそう思っています。

「接種歴不明者」を「未接種者」として捏造していたケース以外でも「ワクチン接種者のほうが死亡率が高い」とか「コロナ以外の病気への感染率が高い」といった客観的事実が世界中の論文で明らかにされている。しかし、政府や厚労省はマスコミに働きかけ、それを人目につかないように扱ったり、集計作業自体をストップしたりしてきました。

2類から5類への変更にも、そうした思惑が透けて見えていました。国民が本当に向き合わなくてはならない重要事項から目を逸《そ》らせるために、低級な芸能スキャンダルなどでタイミングを合わせて騒ぎ立てていると思われます。

WHOも、私が若い医学生時代に思っていた組織からは、ほど遠い悪質な組織になっています。その大きな理由は、WHOの年間予算の8割以上が参加国ではなく民間の巨大製薬企業、ビル&メリンダ・ゲイツ財団、ロックフェラー財団、GAVIアライアンスなどの利益団体の出資に依存している事実にあります。

そもそもWHOは国連機関ではなく、それと関連した専門機関でした。しかし、今では特定の利益集団の利益を最大化するための道具にされてしまっているのです。

佐々木　そうですね。そこで働いている人も誰一人として選挙で民主的に選ばれた人ではありませんからね。だから、必然的に公共性より利益相反の原理の中でズブズブに絡め取られたわけです。

残念ながら、今では完全に歪められており、マトモな復帰は無理ですね。

井上　だからこそ、２０２０年にトランプ前米国大統領が「アメリカはＷＨＯから脱退する」と決めたのです。彼は「公衆衛生が武器化されていること」に気づいたのですね。

しかし、バイデン政権に代わった日に「ＷＨＯ脱退」が取り消され、２０２４年5月に「取り返しのつかないところまで強引に突き進もう」としているわけです。

佐々木　人々の健康を人質にしてまで「何をやってもいいんかい！」と言いたいです。

井上　一日も早く医学を科学の世界に連れ戻し、人間のために正しく働かせなければなりませんね。そのためにもＷＣＨやＷＣＨジャパンの責任は重大であり、今後、先生たちの活動がどんどん認知されて力を持つように頑張っていただきたいです。

佐々木　はい、私ももちろん頑張ります。全ての日本人に事実を知って目覚めてもらいたいのです。気づいてきている人は確実に増えています。そして頑張るのは私だけでなく、皆さん自身なのです。

「応援する」のではなく、本書の読者自身が少しでも行動を起こすことが大切です。あなたが変われば、必ず日本も世界も変わります。ぜひ、一緒に力を合わせて戦っていきましょう。

Colum コラム

【葬られた証言】
2023年12月4日に英国議会で流されるはずだった驚愕の証言

元ファイザー副社長 マイケル・イードン博士が語った

ワクチンとパンデミック
―― その衝撃の真相

ワクチンは〝意図的に人々を害するように〟設計されていた

パンデミックは、WHOによって演出され、作り出されたもの

私の名前はマイケル・イードンです。

多くの方は、私が生物学研究者であることをご存じでしょう。

私がファイザー社の元副社長であったことをご存じの方も多いかもしれません。私は30年以上にわたり、バイオ製薬業界で働いてきました。

2011年まで呼吸器研究の全世界責任者として働いていましたが、その後、ファイザーを退社しました。ファイザーでは、アイデアから臨床試験の証明に至るまで全てを担当していました。

ファイザー社退社後の10年間を、私は独立して働いてきました。30社以上のバイオテクノロジー企業にコンサルティングを行ってきたのです。

またその間に、自身のバイオテック会社Ziarcoを設立し、その後に売却しました。

そして、2017年のフォーブス誌の記事に取り上げられました。

たしか、「ファイザー社の廃棄物を金に変える」というようなタイトルの記事だったと思います。これはファイザー社の元役員が書いたものです。

「この事件＝コロナ禍」が発生する3年前には、私は業界内で非常に高く評価されていました。

今からお話しするのは、いわゆるワクチンが〝意図的に人々を害するように〟設計されていたということについて、合理的な医薬品設計に関する私の豊富な業界経験に基づき、いくつかの例を挙げながら説明します。

合成薬物に含まれている分子は、偶然そこにあるのではなく、特定の意図を持って選ばれています。製造者がそれらを選んで、特定の現象が起こるように〝意図〟されています。

簡単に言えば、「今回のパンデミックは実在していない」という事実を知っておくべきです。

デニス・ランコートのデータによると、WHOがパンデミック宣言を出すに至るまでの全死因の死亡率データでは、死者が増加していませんでした。

つまり、WHOのパンデミック宣言は誤った宣言だったのです。

公衆衛生上の緊急事態は、私たちの政府が捏造したもの以外には存在しません。不適切で詐欺的なPCR検査が利用され、人々に、「特定の病気＝新型コロナに罹（かか）っている」という印象を植え付けましたが、実際は、ただの風邪だったのです。

そして、人々は以下の3つの方法で酷い扱いを受けることになりました。

①人々は、国のレベルを超えた組織から指定された医療手順を通じて、酷い扱いを受けたわけです。簡潔に言うと、**病院で大量の人が不適切に人工呼吸器をつけられ、それ**

により多くの死者が出ました。

②介護施設では、多くの人々が**鎮痛解熱薬を投与され、それにより呼吸抑制が起きて死亡したのです。**私はアヘンと呼吸抑制の研究で博士号を取っており、その分野に特化した専門家でもあります。

③地域によっては、**救命目的で抗生物質が投与されず、細菌性肺炎で亡くなる人もいました。**

これが、あなたがパンデミックだと思わされていたことの正体です。医学的なパンデミックは存在していなかったのです。

安全で有効な医療品の開発は、短期間ではできない

このような嘘に基づいて、「ワクチンこそが私たちの救世主になる」と思わされてきたのです。

このことから、以下の2つのことが言えます。

第1に、パンデミック自体が存在していなかったので、緊急で作られた実験的医薬（遺伝子ワクチンなど）は、そもそも不要だった。

第2に、万が一それが必要だったとしても、こんなに短期間で複雑な生物製剤を開発して製造し、臨床的に評価して世界規模で発売することなどは絶対に不可能です。それは、この業界で30年間以上働いてきた経験を持つ私が言うのだから確かです。

それは絶対に不可能であり、頑張れば何とかなるようなものではなく、何年もかかることです。

ワクチンの開発を始めてから製品になるまでの期間に関しては、これまでの最速記録は6年です。

複雑な生物学的製剤の製造に生涯携わってきた私の友人たちによれば、再現可能な製造プロセスを開発するためだけで、何年もかかると言います。

あなたがどう思われるにせよ、実際には「適切な医療品の開発」は行われていなかったということです。

私が確信している事実は、「意図的に有毒物質を開発するうえで、かなりの進歩があった」ということです。

その毒物は、たいへん無防備に人々の腕に筋肉内投与されました。しばしば強制され、時には義務付けられ、そして驚くべきことに、その結果、何百万人もの人々が死亡したのです。

今、私には「彼らが将来何をすると考えているか」を説明する時間はありませんが、「私たちがこれを止めなければ、必ずこれ以上の注射をしなくてはならなくなる」ことは間違いありません。

ワクチンが〝意図的に毒性を持たされていた〟という証拠

私は、合理的な薬物を発見する知識や技術には長（た）けています。

私が「なぜ、今回の遺伝子ワクチンが意図的に毒性を持たされたものだった」と言えるのか。

その例を挙げましょう。

あなたの体調がとても良い時に感染症やがんに罹ったら、あなたの体内で免疫的な戦いが始まります。

その戦いは、自己と非自己（すなわち、体内にあるべきものと、体内にあってはならない外来のもの）を区別することによって起こります。身体は、非自己である外来物質を検出して攻撃するように、極めて精巧に造られています。

もしあなたの体内に、スパイク蛋白のような外来生物の異物を作らせる遺伝子を注射したら、あなたの体はそれを検出します。そして、その外来性蛋白を発現するすべての細胞を免疫系によって攻撃して殺します。

これは免疫学の「教科書的な初歩の知識」であり、最も基本的な内容です。自己と非自己を区別することこそが、免疫の最も大切な役割なのです。

そして、この〝ワクチン〟を医師の手に届ける過程に関わった全ての人は、今、私が説明したことを**間違いなく知っています**。

コロナの遺伝子ワクチンは、ただ外来性の蛋白を作らせるだけでなく、スパイク蛋白と呼ばれる有毒物質を作るのです。これは生物学的に活性で、非常に有毒です。例えば、スパイク蛋白を人間の血液に加えると、血液が凝固します。このような物質は生物学的な毒素なのです。

ワクチンを接種したあなたは、自分の体内に異種蛋白を産生する遺伝子を持ったことになります

それは、あなたの免疫系が、あなたの自身の体を形成する細胞を全て殺すことを意味します。

スパイク蛋白が血液中に放出されると血栓が形成されます。例えば、神経組織で放出された場合は、神経障害が発生する可能性があります。もちろん、その影響は神経や血液だけに限られません。

日本の厚労省は、このワクチンが卵巣に損傷を与えることを知っていた！

3番目の主な問題は、これらの物質が薬剤として製剤化されていることです。これらは「脂質ナノ粒子」と呼ばれる脂肪の小球体（小さな袋）として製剤化されています。

ｍＲＮＡが脂質ナノ粒子に包まれることにより、外来性の遺伝情報を隠して、身体に認識されないようにして細胞内に取り込まれます。そして体内のどこにでも移動できるようになるのです。それは、まるで細胞壁がないかのごとく細胞間を移動できます。

それがすべての目的です。

つまり、これらの物質は注射された腕に留《とど》まらず、リンパ節から体中へ移動し、血液を介して脳や全ての臓器に到達します。

医薬業界ではよく知られていることですが、約10年前に発表された論文で、「脂質ナノ粒子は優先的に卵巣に集積すること」がわかっていました。この事実は、「ファイザー製ｍＲＮＡワクチンに関する日本の厚労省の動物実験でも確認されていたこと」です。

この薬剤は、体内の全ての組織や細胞に取り込まれて異種のスパイク蛋白を産生し、その産生細胞は自己免疫的攻撃によって殺されます。

このため、多くの臓器や細胞を損傷する生物毒が体内で生成されるようになります。

これらの物質は、女性と少女の生殖組織に優先的に蓄積します。

私と同レベルの専門家や、この製造に取り組んだ同僚も、彼らが何を設計し、製造していたかを完全に理解していました。

実は、筆者の井上も熊本大学医学部の教官時代にポリエチレングリコール＝ＰＥＧでコーティングされた高分子製剤の研究を行っており、イードン博士の主張する内容が正しいことを正確に理解していました。

私がこれまで話してきたことを思い起こしてください。

パンデミックはそもそも存在しなかったのです。そして多数の人々に遺伝子ワクチンを接種させるために、この嘘が意図的に拡散されました。

その結果、5億5000万人以上の人々がこの有毒製剤を注射され、既にこれまでに1700万人以上が亡くなっています。

あなたは、世界で何が起こっていると思いますか？

この人類史上最大の犯罪を止めるために、あなたがなすべき役割は何だと思いますか？

本日はご静聴ありがとうございました。

（この証言は、機器の故障を理由に、当日流されなくなった）

Colum コラム

【ノーベル賞受賞者、リュック・モンタニエ博士の遺言】

遺伝子ワクチンは有毒で、子どもに接種させることは犯罪だ

2022年1月18日　パリ街頭にて、死の直前のインタビューを収録

遺伝子ワクチンは有毒で、子どもに接種させることは犯罪だ

これらのワクチンは、間違った設計に基づいて製造されたものだ。これは重大な過ちだ。このワクチン接種計画自体が大きな過ちだ。

これはワクチンと呼ばれているが、実際は遺伝子組み換え薬品、遺伝子転写製品である。だから、自然界の原理とあらゆる実験が、このワクチンでは感染症予防できないことを示している。彼らの当初の宣伝とは正反対だ。

これは、科学業界では公認の事実だ。

現在、臨床的証拠だけでなく、すべての結果を見ればわかるように、このワクチンはさまざまな疾患を引き起こしており、不幸にしてもっと深刻な死亡事故も多く起こしているのだ。

ワクチンに含まれているメッセンジャーRNA（mRNA）から合成されたスパイク蛋白が細胞に有毒なものなのだ。

たとえば、このスパイク蛋白が心臓などの臓器に悪影響を与え、多くの若いスポーツ選手たちがワクチン接種後に亡くなっている。これは許せないことだ。

ワクチンは殺戮のためにあるのではない。人々を守るためのものだ。

だから、子どもにこのワクチンを接種することは犯罪だ。

さらに、もっと深刻な影響もある。これらのワクチンには、神経系の疾患を引き起こす恐れもある。非常に深刻な脳疾患だ。短期間で既に数十人以上が亡くなっている。

ワクチン接種による長期的な影響で、神経系疾患の症状も既に現れてきている。

2回目のブースター接種後に、どれだけの接種者が神経疾患を患ってしまうのかは誰も予測できない。

だから、私はすべての同僚にこのワクチン接種の中止を求めている。

それにもかかわらず、このワクチンを接種し続けている医者がいる。

彼らには絶対に真相がわかっている。たとえ、最初はわからなかったにしても、今ではよくわかっているはずだ。

みんな、用心しろ《アタンシオン》！　用心しろ《アタンシオン》！

彼らは人類の未来に対して責任を負うべきだ！
彼らは治療法を忘れた。予防ばかり注目するものではない。
ワクチンだけでなく、有効性のある良い薬もあるのだ。
治療に使われなかった薬こそが、そのカギだ。

（モンタニエ博士はこの3週間後の2022年2月8日に亡くなった。）

第2章

沈黙するか、戦うか？

今すぐ行動を起こし、
WHOからの脱退に進むべき理由

我那覇真子《がなはまさこ》
×
ジェームズ・ログスキー
2023・9・4

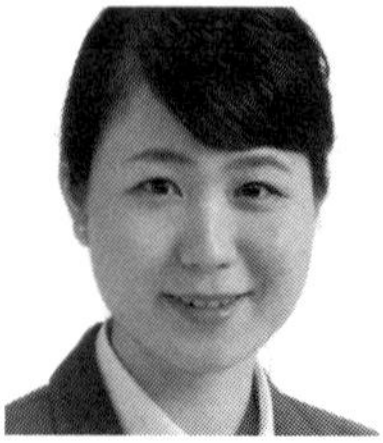

我那覇真子

がなは　まさこ

独立系ジャーナリスト

1989年、沖縄県名護市生まれ。早稲田大学卒。琉球新報、沖縄タイムスを正す県民・国民の会代表運営委員。Xフォロワー数35.1万人。YouTube我那覇真子チャンネル登録者26.2万人。2020の米国大統領選を5カ月近く現地で取材。投票前後の大混乱などを連日世界に向けYouTubeでライブ配信した。2023年のスイス・ダボス会議では、クラウス・シュワブ議長、その2日後にはグレタ・トゥーンベリ氏への突撃取材に成功。極めて貴重な肉声を世界に伝えて驚かせ、スティーブン・バノン氏の「WAR ROOM」にも招かれて賞賛された。世界のメディアが全く伝えない真実を、いつも世界各地の現場からレポートする「日本一勇敢なジャーナリスト」。著書に『日本を守る沖縄の戦い』（アイバス出版）、『LGBTの語られざるリアル』（ジェイソン・モーガン共著）。翻訳書に『BLACKOUT』（キャンディス・オーウェンズ著／ジェイソン・モーガン監訳）。ganahamasako.com

我那覇　パンデミック条約と国際保健規則に関して、恐らく世界で最も詳しく調べて世界中に発信しているアメリカのジャーナリスト、ジェームズ・ログスキー（James Roguski）さんにお話を伺います。

ログスキーさんは、ご自分のことを「国際法が変えられようとしている事実に去年注目したごく一部の人間の一人」と仰っていますが、パンデミック条約——正確に言うと、とても長くて「WHO CA＋」と呼ぶべきなのでしょうが、我々がこの問題を考えるにあたって、まずどこに注意しなければいけないのか教えてください。

＊【パンデミックの予防・対策および対応に関するＷＨＯの条約・合意もしくはその他の国際的取決め――WHO convention,agreement or other international instrument on pandemic prevention, preparedness and response】

実態は条約でなく、「白紙委任状」に同意させられるだけの危険なもの

ログスキー　すべての人の暮らしに重大なインパクトを与えることなのに、メディアは無視しているようなので、私はそこに注目していました。「パンデミック条約」と呼んでしまうと、実態とは違ってしまうのですが、正式名称は、まったく別の国際文書であるＷＨＯ憲章に由来していて１９４８年に発効されたものです。

その第19条では、ＷＨＯが条約（Convention）と協定（Agreement）を協議する権力を持つとされており、そこからＣＡという呼び方が生まれました。

多くの人がこれを条約と呼びますが、実際には全く違うので気をつけなくてはいけませ

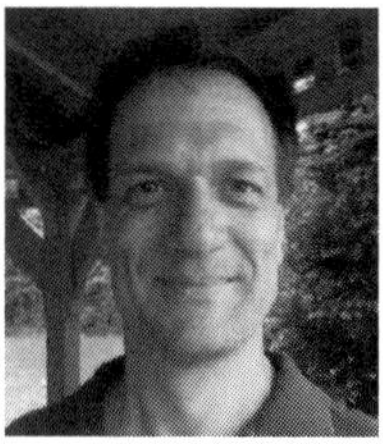

James Roguski

ジェームズ・ログスキー

研究者・作家・活動家

ログスキー氏は、恐らくWHO CA＋（パンデミック合意）とIHR（国際保健規則）の改訂について、世界で最も詳しく知る一人。自然と健康に関する専門家でもある。
2022年3月に国際保健規則の改訂案に関する文書を発見し、WHOが提案するパンデミック合意の背景に隠された真意と、国際保健規則改訂を進めようとする者の意図を暴露するために、あらゆる手を尽くしている。「沈黙は同意と同じ」「知っている情報を伝えないのであれば、それは自分自身が隠蔽に手を貸しているのと同じ」との主張は貴重だ。
カリフォルニア在住。

ん。一例を挙げると、1992年に国連が採択した気候変動枠組条約＊があります。

枠組みに関する条約（枠組条約と呼ぶことにしましょう）は、コンセプトとして細かい条文を逐語的に詰める必要はなく、大まかな枠組み（フレームワーク）に同意するかどうかが問題になるだけです。他の誰かを責任者にして、たとえば1年に1回など好きな頻度で会議を行うというシステムを構築し、詳細や規定は後で決めていけばいいというものです。

実は、このやり方はたいへん危険なのです。枠組みだけを共有していて、その時に考えている「自分の意見」を投じることができず、決断は他の誰かに任せることは、バカな話です。無責任にもほどがあります。詳細を決められないのに「他の誰かを責任者にしよう」と急いで合意し、詳細は後で決めるなどというのは、契約書の内容にまったく目を通さずに「後で、あなたのいないところで決めておくから、この書類にサインしておいて」と誰かに言われているようなものです。ビジネスの契約でそんなことをする人がいるでしょうか？　彼らがしようとしていることは、そういうことなのです。クレイジーです。

我那覇　そうなのですか。改めて驚きますね。

ログスキー　「条約」と聞けば、誰でも「きちんと書面化したりデジタル文書にしてみんなで共有して読み込んで、話し合ったうえで合意して署名する。それが契約だ」と考えるでしょう。しかし、違うのです。自分は国の代表のようなつもりでいるのに、実際には他の何者かが詳細を決めるための「合意枠組」にすぎないのです。お金のことは言わずもがなです。あまりにも危険で、バカバカしい話です。

我那覇　なるほど。WHO CA+の核心の一つですね。私たちにあれこれ命令する権利を彼らに与えるようなもの、それが「枠組条約」の意味するものなのですね。

自国がどのような要求をしているか、国民が知ることも許されない異常

ログスキー　WHO CA+について、2023年の4月初旬に彼らは協議のための会合を行いました。

各国が条件を出し合ったのですが、論争となって合意に至らなかったため、政府間交渉機関（INB）がすべての国に「4月22日までに自分たちの希望を文書で提出するように。そうすれば1カ月後の5月22日までにすべての国が文書として提出したWHOへの要求内容をまとめて公表します」と言いました。

しかし、その内容は秘密にされ、我々一般国民が読むことは一切できません。自分の国が提出した文書の内容を知ることさえ許されていないのです。

まとめ文書（Compilation text）と呼ばれる208ページの書類は確かに存在しているのにです。

公式には、少し時期がズレこんで6月2日にWHO事務局（Bureau）によって43ページ

に編集された文書があります。各国代表が協議を任されていて「加盟国主導のプロセスだ」と言いながら、実際には事務局が208ページのものをわずか43ページにまとめてしまった過程で多くの国の希望が勝手に削除されているようで、「自国が提出した内容が含まれていない」と多くの国の代表が立腹しています。

公式には「最初の草案に取り掛かっている最中」だと言っておきながら、各国の希望はきちんと全員に共有されて検討されることなく、事務局の一部によって誰も知らないところで勝手に編集されてしまっているのです。どういう経緯で、何が行われたのかを誰も検証することができないまま先に進められていくこと自体が大きな問題です。

つまり、まったく民主的な手続きを踏んでいないのです。

あからさまな利益相反！会議を支配する医・製薬業界の代表者たち

ロガスキー　まとめ文書は3つの章に分かれており、1章は「プロパガンダ」です。人権とか公平性とか透明性について語られています。おかしいのは、透明性についてもっともらしく書いているくせに、誰も中身の全体を見ることができないことです。つまり透明性ゼロで秘密理に進められているという大きな矛盾については恥じることもないわけです。2章は公平性について、3章は「実効的手続き」とでもいうか、合意した後にどのようにやっていくか、つまり誰が責任者になり、合意内容をどのように実行していくかという話です。ですから、3章から読み始めるといいですね。

会議への参加者（COP＝Conference of the Parties）について触れていますが、そこに含まれているのは加盟国だけではありません。医薬品、注射、検査薬などパンデミックに対応する物資を作る製造業の代表者たちも含まれているのです。それに加えて、様々な国連機関からの代表者も参加します。さらに、WHOへの最大出資者であるビル＆メリンダ・ゲイツ財団や他の財団などの営利団体も参加します。

将来的には年間300億ドル（約4兆5000億円）をどのように使うかの詳細やプロトコルを決める会議に、彼らも出席することになります。つまり、彼らがその分配を決めるのです。

私が最も懸念しているのは、彼らがプロトコルを決める際に加盟国（つまり日本やアメリカなど各国）の議会や国会での承認といった手続きを必要としないことです。枠組条約に合意し、締約国会議を立ち上げた後は彼らが決断し、それだけがすべてになります。我々は一切口出しできないというわけです。この仕組みは気候変動枠組条約とたいへんよく似ています。

決断が下されると、人々にはもう意見する余地がなく、我々の政府は我々国民が受け入れがたいことであっても行わざるを得ない。それが、「詳細を他の誰かに決めさせることに対して合意してしまった」結果です。しかも、その具体的な内容に関しては未だ協議中で、わからないのです。

〝パンデミック条約〟は、生物兵器産業構築のための道具だった!?

先の6月2日合意書の主旨は、「研究所ネットワークの構築をして世界中で検査を行うようにできる」ということです。ここで言う検査とは、鼻や身体の他の部位に綿棒を入れてサンプルを採ったり、ペットを獣医に連れて行ったらペットの鼻や便からサンプルを採ったりすることです。

動物を飼育している人たちの検査所とか浄化槽とか下水処理場、地元の病院など、地球上のどこであっても無条件に採取可能であり、病原体のゲノム配列を確認した場合は、その病原体を共有できます。そのためのネットワークを構築したいのです。これは大変危険なことだと考えられます。

その内容は、「パンデミックになりうる可能性を秘めた病原体や、致死の病原体を直ちに共有したい」ということです。

世界中に問題を起こす可能性のある病原体を探している人がいて、それを共有して研究し、医薬品や注射を開発しようとしています。その病原体による病人や死者が実際に出る必要はないのです。下水や牧場や近所の病院で何らかの病原体を見つけて「問題がある可能性がある」と言えば、それでパンデミックは認定されます。それだけで、全員が注射を打たなければならなくなるのです。そして、彼らは大金を儲けることができるのです。

これを、彼らは「病原体にアクセスし、恩恵を共有するシステム＝PABS（Pathogen Access Benefit Sharing System）」と呼んでいます。国内で病原体が見つかった場合、国はそれを国家の資源とみなすのです。

そうなると、これは保健問題ではなく、世界での商業的病原体取引に関することになります。フェアトレードに関することです。

つまり、パンデミック条約として協議検討されていることは、健康や保健とは何の関係もありません。彼らが考えていることは、人々に危害を与える可能性のある致死的な病原体を発見し、そこから発生する利益や知的財産を支配したいということだけです。

私の見解では、それは世界的な規模で展開する生物兵器のリサーチです。「生物兵器につながるような物質を探す計画に資金を注ぎ込む」などということはやってはいけないはずです。そうしたことに関する協議を進めるのでなく、どうしたらそのようなことを完全に止めることができるかについて話し合うべきです。

母なる自然を深掘りして殺傷力のある病原体を探すなどはナンセンスです。

私は、基本的にバクテリアは自分に害を与える病原体から身を守る化合物を出していると考えています。自分を保護するために化合物を産出する微生物を助けることで、その有益な化合物を我々も使うことができます。それは有効な研究だと思いますが、パンデミックを引き起こす可能性がある病原体を探し、それを世界中で共有するのは、我々が本来すべきことの対極にあることとです。

これが、大半の人が文献的に〝パンデミック条約〟と呼んでいるものの内容です。お分かりのように、条約ではなく、〝枠組み条約〟とでも言うべきものです。

本当の目的は、私が製薬会社・病院・緊急産業複合体と呼んでいる組織に対して、世界中の国々から資金を提供させることにあるのです。その結果、生物兵器産業を構築しようとしている。とんでもないことです。

それなのに、妥当で素晴らしいことのように発表しています。

2022年11月に、バリでインドネシアの保健大臣がビジネス業界に対してプレゼンテーションを行い、別の書類に関しても言及しています。その書類はパンデミック基金立ち上げに関するもので、アメリカが世界銀行と提携して年間10億ドルを拠出すると約束しました。その基金から、先ほど話した研究所を作るための資金が既に捻出されています。

バリでは、聴衆であるビジネスリーダーたちに対して、インドネシアの保健大臣が「投資すれば素晴らしいビジネスチャンスになる」と熱弁していました。彼らは研究所、検査の設備、リサーチに何十億ドルもの資金を費やしたいのです。

これはマネーロンダリングであり、汚職です。

我々にとっては誰なのかもわからない政治的集団を作ろうとしているのです。

この研究所はＷＨＯに承認されている必要があるのですが、そこからカルテルを作ろうとしているのです。独立した研究所を作ることはできても、それだけではゲームに参加することはできず、お金は手に入らない。「何十億と費やし、治療と称して注射を作ることにつながる何かを見つけるという彼らのネットワークの一部にならなければならない」のです。

しかし、母なる自然そのものは、問題を起こしたりはしません。自分の儲けのために自然をほじくり返そうとする人間の欲がいつも問題を引き起こすのです。

メリル・ナス博士によって発表された論文は、とても深い研究によって書かれたものでしたが、「こんなことをしたら、パンデミックがより一般的になってしまう」と結論づけています。私も全く正気の沙汰ではないと思います。

我那覇　なるほど。彼らがＷＨＯ　ＣＡ＋を成立させたい理由は、世界的な生物研究所・複合的医薬品業界の利益を最大化するためのネットワーク作りなのですね。

ログスキー　はい。そして彼らは現時点で製造能力のない国々にも工場を作らせようとしています。これらは全て２０２１年初頭に始まったことなのです。

「全てはお金のため」で、あなたの健康など関係ない

ログスキー　ここで少し視点を変えましょう。2021年5月には、ニュージーランドの当時の首相であるヘレン・クラークが、パンデミック条約に関する独立した委員会を作ろうと提案しました。

枠組み条約が必要であり、まずは年間に310億ドル必要だと明言しました。2年以上前に始まっていたのですよ。

2020年を振り返ってみると、世界中の人は、この新しい問題に皆恐怖を感じていました。人々は誰もが不安になり、「ワクチンができるまで何もせずに待ってろ」「それまで自由は制限される」というプロパガンダに飲み込まれてしまいました。2020年、そして2021年の前半まで世界はワクチンを待ち望んでいました。世界中の誰もが接種したいと願っていたようなものです。しかし、当然ながらワクチンメーカー側は世界中の人が

すぐに誰でも打てるほどの量を作る余裕はありませんでした。そのため、世界中の医療従事者で、コロナ罹患者に接触した人、高齢者、基礎疾患のある人々に対して、まずは予防接種をするという、もともとの計画には従いませんでした。

アメリカ、EU、イギリス、カナダ、オーストラリア、ニュージーランドが必要量の10倍も買い占めたため、比較的貧しい国々にワクチンは行き渡りませんでした。そうした国々は、平等に扱われていないと不満を感じたのです。貿易という観点から見れば、金持ち国だけが注射を独占して溜め込んだとみなされます。

直近の統計では、豊かとされる国々の国民の75％が予防接種を受けています。一方、貧しい国では25％の人々しか予防接種を受けられませんでした。

後者の国々は、当時はワクチンを「命を救ってくれる製品」だと見ていたので、金持ち国による買いだめを不当だと思っていました。だから、WHOの特別総会が求められたのです。

通常、世界保健総会は、通常、年に一度の開催です。しかし2021年の11月、12月に特別総会を開き、国際的な合意が必要だと述べたのです。

国際的な合意といっても、これは保健に関することではありません。呼吸器疾患をどのように治療するかということではなく、商品入手をめぐる貿易摩擦だったのです。

商取引に関する問題を解決するために、各国政府間で協議体系を作ったというわけです。そして、協議に次ぐ協議を重ねてきました。

この話し合いに医師や医学者は関与していません。〝新しいワクチンが問題を発生させているぞ〟と、拙速な政策に注意を促す医師や医学者も関わっていませんでした。

実に皮肉なことに、「治療すると思われているが、実際には有毒なもの」をもっと手に入れようと、必死に言い争っていたのです。

豊かな国は、強欲で「ドル札が目の前を舞っている状態」から抜け出すことができず、できるだけ多くの人を騙して注射を打たせれば、あといくら儲かるだろうということに目がくらんでいました。しかしこの「治療薬」が問題をさらに悪化させたのです。

毒物を手に入れるために、必死になって争っていたのです。これは異常ですね。有毒ワクチンを作り、検査を行い、ありとあらゆる監視を行いました。そして、この合意できない状態を引き延ばすほど、さらに儲かったのです。

人々が健康になるわけではありませんでした。そんな事はまるで関係なかったのです。

これは知的財産と病原体アクセス権と、その利益配分をめぐる通商摩擦だったのです。

さらに製造、流通、ロジスティックスなどに関する論争でもありました。
これが〝いわゆるパンデミック条約〟についての実像です。もし、あなたたちが誤解しているとすれば、それは〝意図的に流された誤情報〟のせいです。
文書の43ページを読めば、これは世界保健機関（WHO）ではなく、世界貿易機構（WTO）によって扱われるべき問題だということがわかるでしょう。

我那覇　驚きました。

ロガスキー　病原体の機能獲得実験を進めるための研究を促進したり、パンデミックになる可能性がある病原体の共有を促進したり、効きもしないワクチンを作って儲けることなのです。全てはお金のためなのです。あなたの健康なんてどうでもいいのです。

我那覇　ロガスキーさんのおかげで、これまで聞いてきたこととは全く違うことがよくわかりました。そして、意図的に流された偽情報は、彼らの作戦通りに私たちを混乱させています。〝この条約が我々の自由を制限する〟と騒ぐほど、逆に彼らの意図に乗ることになるわけですね。

本当の敵は、ＷＨＯの裏で全国家を操ろうとする締約国会議のメンバー

ログスキー　そうです。繰り返しますが、これは条約ではなく〝枠組条約〟とでも呼ぶべきものです。そして本質的にＷＨＯに権力を与えるものではないのです。そうではなく、完全に新しい支配のための権力を与えるものであり、締約国会議（ＣＯＰ：Conference of the Parties）と呼ばれるものです。

決定を行う独立グループを設立し、少なくとも年に一度、必要であれば何度でも好きなだけ集まって話し合うことができます。独自のプロトコルを作り、彼らが合意すれば、我々が意見することはできないのです。その意味で、我々はコントロールを失い、結果として国家主権を失うことになります。決定権はＷＨＯ事務局長（現時点ではテドロス）ではなく、新設された新しい委員会が持ちます。締約国会議、すなわち参加国からの代表、製造業からの代表、国連関連機関からの人々がその委員会のメンバーです。

問題は、これらの人々が一体誰になるのかが、我々には全くわからないということです。

私たちが選出するわけではなく、もちろん投票するわけでもありません。私たちに対して全く責任を負わない人たちです。そして、彼らがどんな話し合いをしているのか、何を決めているのかを知るすべもありません。

これに同意するということは、決定権を丸投げするということであり、保健医療のコントロールのことではありません。新たな巨大利権を形作る業界を作るための何十億ドルものお金のコントロールを丸投げするということです。

そしてその産業が作り出す製品は危険です。あなたを守ってくれると言われて打つ注射が、実は健康を損なうことになります。

巧妙なプロパガンダによって、先進国の75％の人がそれを信じて「接種したい」と思うようになりました。

そして、強制の問題を孕むのが、次の国際保健規則（ＩＨＲ＝International Health Regulations）の問題です。

国際保健規則──支配の実権は各国のＩＨＲオフィスに移行される

ログスキー　国際保健規則（ＩＨＲ）は、１９６９年に作られました。先ほどのパンデミック合意は未だ存在していない交渉中の枠組条約ですが、こちらの国際保健規則は２００５年に大幅に修正され、その後も多少の修正を加えながら、過去約20年間ずっと施行されてきたものです。誰にも知られていない特徴の一つは、「すべての国の政府内にオフィスを作る」というものです。日本の内閣においても、名称は分かりませんが、国際保健規則の事務所があるはずです。

そしてそのオフィスは、１年３６５日、24時間、常にＷＨＯと連絡を取り合う義務があるのです。

つまり、すべての国の政府の中にＷＨＯの出先機関である国際保健規則の事務所があるということは、すべての政府の中にＷＨＯが入り込んでいるということです。２０２２年５月に彼らが出した結論は、「既に存在する国際保健規則を改定したい場合には、すべての国が2022年9月30日までに提案を提出せよ」ということでした。対象国は、日本を含む94カ国のすべてです。不思議なことに、日本からの提案は完全に秘密になっています。日本がどんな提案をしているのかを私も知りたいので、もし、そのことがわかる人がいたら教えてください。日本は修正への提案をしたと言われているけれど、それが一切秘密とされているのはとても興味深いことです。

国際保健規則はもともと84ページの文書だったのですが、これに対して94カ国が307もの修正案を提出したそうです。修正案だけで197ページにも及んだとされています。膨大で大幅な変更です。そして、こうした動きは2022年9月から12月まで隠されていました。12月半ばに明らかになってから、私はこのことを世界に発信し続けています。

ログスキー　各国から提出された修正案には、物議を醸す内容がたくさん含まれています。注目すべき点はロシアからの修正案である、すべての国は、IHRの事務所に必要な権限を与える法律を自国内で制定しなければならないというものです。他のすべての改正が国内で遵守《じゅんしゅ》されていることをきちんと管理するためです。

WHOの狙いは、修正案に合意した限り、たとえ国民の意思に反することであっても、

WHOの指示に従うように各国が法律を施行しなければならないということです。

たとえば、マスク着用の義務、ワクチン接種の義務、強制的なロックダウン、検疫、国民の移動制限政策などをWHOが強く望む場合、各国は合意した内容に従うため、政府内にあるIHRオフィスに権限を与えなければならない。WHOはこのように言っているのです。

言葉のうえでは「国家主権を失うわけではない」と言いながら、実質的には「WHOがやりたいことに対して、各政府が進んで従うようにする」というずるいやり方です。それぞれの国に責任を転嫁しようとしているのです。世界の様々な国では、これまでもおかしな方法で国民の権利や自由を蹂躙《じゅうりん》し、いくつかの国では自国民に対して本当にひどい扱いをしてきました。再び同じように好き放題に国民を従わせろと言っているのです。

実際、今回のコロナ禍では、オーストラリア、ニュージーランド、カナダは群を抜いてひどい政策を行いました。マスクを着用せずに外出したら逮捕され、ワクチンを接種しなかったら会社を解雇されるとか、外出制限が極めて厳密に施行されたりと、まるで中国のようなことが現実に行われたわけです。突き詰めれば、権力を行使するのは地元や地域の問題であって、どんなにうまくプロパガンダを進めていたとしても、最終的に住民を相手にしなければならないのは地元や地域の行政機関です。そして最後はコミュニティーの人たち、つまり、地方自治体や地元の警察や保健所が強制力を持つことは明白です。

「WHOはこれが正しい方法だと推奨している」と言っても、住民は決して従わないでしょう。しかし、こういう条約があって、その修正に従わなければならないとなれば話は違います。それぞれの国の法律は異なっていて、個人の状況も種々雑多です。だからこそ、世界中の誰にでも当てはまる問題など存在するはずがないのです。

問題は、近所の人や家族など、地元の人々が混乱して、実際に何が起きているのか冷静に判断できなくなり、その結果、権威に従ってしまうことです。そうなると、自分たちにとってタメにならないことであっても、騙されて従ってしまいます。

やれと言っている人は、自分に権威と正当性があると主張します。しかし、この4年間見てきた通り、そんなものはインチキです。PCR検査もインチキだった。マスクは効果がないどころか有害だった。ロックダウンをしても何も防ぐことはできなかった。そして、ワクチン接種は感染予防に役立たないだけでなく、人を傷つけて障害者にしたり殺したりしました。

すべては自国民を粗末に扱い、金儲けをさせる投機だったのです。

最大の問題は、世界の誰も知らないところで全てが決められていること

ログスキー　提案された修正をメディアが取り上げる時、彼らは単に条約と表記するため、実態から離れて混乱してしまいます。

２０２２年5月、第75回国際保健総会において国際保健規則の改正は採択されました。59条の改正によって、加盟国がＩＨＲの条文改正規定を変更したのです。

＊改正によって各国が異議を唱えるまでの検討機関が短縮され、最初の期限である２０２３年11月30日はすでに過ぎてしまった。

この総会の議長は、ＷＨＯ執行理事の中谷比呂樹《なかたにひろき》氏でした。採決の場の動画を見ていただければわかるように、あまりにあっさりと決まっていて驚くと思います。

我那覇　本当ですね。日本人がイニシアチブを持って進めているというのはショックでした。

ログスキー　国際保健規則の採択プロセスについて、ほとんどの人が勘違いをしていると思います。世界保健総会が変更を認めた後、各国の上院下院などの議会や立法府に戻して議員たちが議論した末に投票されると考えると思います。しかし、そうではありません。国際保健規則の修正が採択されたのは2022年の話です。その後、立法府の賛同を得るために、議題が各国に戻ってくることはなく、既成事実として進められてしまっています。しかし、異議申し立てはできるのです。

首相、大統領、保健大臣、外交官など、それぞれの国を代表する立場の人が改正後18カ月以内（2022年5月に採択されているから、2023年12月1日で18カ月が経過）にWHOに対して書簡を送り、「国際保健規則61条に基づき、わが国は拒否します」と意思表明しさえすればいいのです。それだけで、猶予期間は延長できます。加盟国がこの修正案を却下すれば、その修正は発効しないのです。他の全ての国が賛成したとしても、それは関係ありません。

でも、世界保健規則の改正について、日本では議題にすらなっておらず、全く報道されていません。

私がこのように話題を提供し続けている理由は、特にアメリカの場合、修正案の内容が話題になったとしても、「こんな酷い変更案は上院が絶対に認めない（上院の3分の2を得ないと条約案は通過しない）から大丈夫だ」とたいていの人が考えているからです。

しかし、実際は違います。上院が拒否するチャンスなどないのです。そんな過程はここには存在しないのです。

いいですか。これはたいへん重要なことです。国際保健規則の中には「ＩＨＲの修正に合意した場合、各国の政府が確認のうえ、最終判断する」という文言は存在しません。

つまり、我々国民が選挙で選んだ代表が、公開の場で審議を尽くして判断した後に受諾するという仕組みではありません。その違いを人々が全く理解できていないことこそが最大の問題なのです。

そしてＩＨＲの部会では、交渉はいつも秘密裏に行われています。今、どのような状況なのか、何のためにどのような議題が検討されているのかが全くわからないのです。そして、推敲中の原稿も我々は全く見る機会がありません。

世界中の様々な国の国民の目が届かないところで、彼らは毎月のように検討会議を開き、修正案は２０２４年１月にはＷＨＯに提出されます。

我々がその最終案を見ることができるのはいつなのか、全くわかりません。

一つ確かなことは、採択の投票は2024年5月だということです。この提案が検討のために各国の国会に戻ってくることはありませんし、誰の署名も必要ではないのです。つまり、彼らの部会が認可したらその時点で認可されてしまいます。それが最終決定になるのです。

沈黙は同意を意味する。今、すぐに反対の意思表示をしよう

ログスキー　だからこそ、今、すぐに行動を起こさなくてはいけません。このことを知り、声を挙げるべきは今なのです。私が作ったサイト「The Peoples Declaration.com」を検索してもらえれば、すべての情報を見ることができます。パンデミック合意と国際保健規則修正についてこの1年間集めてきた多くのウェブサイト情報が網羅されていますし、もし質問があればいつでもお答えします。

我那覇さんは私に連絡してきてくれたので、こうしてお答えできています。

方法は何でもかまいません。どなたからの連絡でも待っています。

大切なことは、「何も言わずに黙っていることは、同意を意味する」ということです。

これまでどおり何も言わないなら、それを認めることを選択したと解釈されます。「沈黙は同意」として扱われますが、私はこの問題に対して同意しません。こんなことは間違っています。

コロナ蔓延の初期に行われて実際に患者の命を救った処置法は無視されています。

そして、製薬会社が予防接種用として作り、使用したワクチンでは実際に多くの死者が出ているにもかかわらず、捜査は全く行われません。責任の所在は不明のままです。

マスクは役に立たず、ＰＣＲ検査はインチキで、ワクチンでは無数の被害が出ました。

ロックダウンにも移動制限にも効果がないことがはっきりしました。アメリカでは厳しいコロナ対策を行った州よりも、マスク強制やワクチン接種の義務化をしなかった州のほうが、明らかに死者も感染者も少なかったのです。

経験や知恵を使ってこれまでにたくさんの命を救ってきた多くの医師たちや看護士たちこそが集まって国際的な取り決めについて話し合いをすべきです。

今回のようなことが再び起きたら、私たちの将来はどうなってしまうのでしょうか？

彼らは数百万もの多くの人々を治療し、実際に命を救ってきたのです。そのような彼らが、いまや医師免許を剝奪されたり脇に追いやられ、無視されたり粗末に扱われています。

こんなことは、まともな世界ではあってはならないことです。正気ではありません。本来であれば大規模な調査が行われ、医療の現場で実際何が起きたのか、何が有効で何が無効であったのかを話し合えば、過去から貴重な真実を学ぶことが可能です。

しかし、彼らが学んだことは、「どのように人々をコントロールし、情報と検閲とプロパガンダを操作すればいいかということと、人を騙して有害なものを広めることによって大金を儲けること」でした。

そして、今回経験したことを、もっと徹底して大規模に展開することにより、もっと儲けようとしているわけです。

２０２２年のＷＨＯの予算は３８０億ドルでしたが、そのうちの10億ドルは８８５１人の給料に使われました。彼らの平均年収は12万ドルです。そして医療用品に費やされた金額は、その半分にすぎません。

ＷＨＯの予算は、あなたや私や大切な人たちを健康にすることに対してでなく、彼らがもっと上手く世界をコントロールするために力と権力を増すにはどうしたらいいかに使われています。つまり、より検閲がしやすいように情報を操作し、人々にプロパガンダを広めるために使われているのです。

どうやったらもっと金儲けができるのか、その方法を見つけた連中は、次々に人を病気にしながら金儲けを続けているわけです。

病気になった人たちは、さらに薬やワクチン接種を求めます。これにより製薬会社、病院など緊急事態産業複合体がさらに潤いました。これはどう考えてもおかしいことなので、私は声を挙げ続けているのです。

彼らは事実を隠すことがとても上手なので、ほとんどの人たちは分かっていません。

我那覇　なるほど。本当にありがとうございます。一つ質問です。グローバルデジタルヘルス証明ネットワークについて、私を含めて多くの人々が移動の自由を規制しようとする権力に強い懸念を感じています。

この問題に関してどんな書類が効力を持ち、どんな人が何をしているのかをご存じなら教えてください。

ログスキー　そうですね、ここに1970年代のワクチンパスポートがあります。これは現存の国際保健規則の付録6に由来しています。パンデミック合意では全く触れられていません。話題にもなりませんでした。世界には、黄熱病の予防接種を義務にしている国がいくつか存在します。これは生涯で一度接種すれば済むタイプのワクチンです。一度だからいいと言うわけではありませんが、ＥＵを中心にインド、インドネシア、ロシア、南米の複数の国が、ワクチンの接種義務化に関して大幅に拡大する修正案を提案しています。

しかもグローバルヘルス証明ネットワークにまで言及しています。興味深いのは、核となるコンセプトは既に国際保健規則の中にあり、規則の改正はワクチンだけでなく、他のことにまで拡大しようとしています。

検査証明書、予防証明書、回復証明書などが求められ、移動している人々を追跡するための位置確認システムや乗客の健康申告書をＱＲコードと結びつけ、基本的に移動するすべての人を追跡できるようにしようとしています。

今、改正の協議中ですが、普通は採択されてからその取り組みが始まるものだと考えるでしょう。しかし、それは違うのです。

決議されてもいないのに、世界網羅的監視ネットワークは構築中!?

ログスキー　グローバルデジタルヘルス証明ネットワークとWHOについて調べてみると、彼らは既に構築に取り掛かっていることがわかります。

ＥＵはＣＯＶＩＤ－19対策として２０２１年7月に、既に似たことを行っています。彼らはＣＯＶＩＤ－19のデジタルワクチン証明書の発行をヨーロッパで実行した実績を持っています。他の一握りの国もそれを利用しました。その証明書は、２０２３年の6月30日には失効していますが、それと入れ違いにＷＨＯが大きな発表を行いました。

ＥＵが使った彼らのシステムソフトウェアをそのままＷＨＯに渡したのです。システムそのものは、もう使い終わったので必要ないということで、ソフトウェアのプラットフォームをそのままＷＨＯに提供したのです。そしてＷＨＯはまだ協議中であるはずなのに、そのシステムを既に堂々と構築中なのです。

今は未だ協議が行われている最中ですが、それはどこにたどり着くと思われますか？

答えは既に決まっているのです。皆で話し合い、協議して決めるはずなのに、署名して合意する前にネットワークは完成しているのです。

合意に達した瞬間に「はいどうぞ」となるでしょう。

すべてのデータベースがＱＲコードで管理されるように構築しており相互に連動するシステムが、全ての国で使えるように準備されているのです。

あなたの健康情報を全ての国が同時に共有することでしょう。

私は rejectdigitalenslavement.com というウェブサイトを立ち上げて、この問題に取り組んでいます。

これは懸念すべきことの一つであり、国際保健規則の改正案の中に含まれており、パンデミック合意の中で取り上げられたものではありません。

たいへん重要な論点であり、我那覇さんが指摘してくれたことに感謝します。

我那覇　インドネシアの保健大臣が公の場で「世界の首脳が、ワクチンパスポートに同意した」と発言していました。

ログスキー　２０２３年9月に行われた国連宣言について少しお話ししておきましょう。

彼らが行う宣言はたいへん曖昧であり、基本的に「我々はＷＨＯが行っていることを支援します」と言うだけです。

その一部はこのグローバルヘルス証明ネットワークです。我那覇さんが指摘したインドネシアの大臣の映像は、2022年11月にインドネシアのバリで会議が行われた際のものです。私の先程のサイトにURLが貼ってあるので、そちらで見ていただけます。彼は次のように述べています。

インドネシア保健大臣・ブディ・サディキン

「WHOに承認されたデジタル健康証明を使おうではありませんか。予防接種をしたか、適切な方法で検査を受けていれば移動することが可能になります。次のパンデミックの際には、人々の動きを100%止めて世界経済を止めてしまうのではなく、人々はある程度動くことができるのです。インドネシアでは、G20加盟国がWHOの規格を用いたデジタル証明を使うことに合意しました。国際保健規則の改正案として、次回ジュネーブでの世界保健総会に提出します。次のパンデミックのときには、人々、商品、経済が動き続けることが可能になることでしょう」

ログスキー　彼は短時間の間に、たくさんの嘘をついています。２０２０年にロックダウンしなければならなかったと言いましたが、それは嘘でした。しかも、実際役に立ちませんでした。しかし、彼は世界をロックダウンしなければならなかったと言い、経済が損なわれたと述べました。ダメージを受けたのは、夫婦で経営しているようなスモールビジネスのオーナーたちであり、アマゾンやＵＰＳのような大企業や政府で働いている人たちは、毎日ちゃんと仕事に行って給料をもらっていました。

一般の人々はダメージを受けたけれど、大企業や大きな店舗などには損失はなかったのです。

彼は「将来的に旅行がしたいのであれば、適切にワクチン接種するか、適切に検査を受けるかしなければならない」と言ったのです。適切なワクチン接種とはいったい何でしょう？　実際には感染予防効果もなく、打てば打つほど具合が悪くなるのです。

実際には、接種回数が多い人ほど旅行を許されるべきではないのです。頻回接種していると感染症を持ち込む可能性があるからです。

ＰＣＲ検査は、実に馬鹿げています。未だに信用している人がいることは驚くべきことです。

回復証明書も人々は誤解しています。あのすぐ終わる検査で一体何を検査しているのでしょうか？　もし抗体ができているかどうかを調べているのであれば、それには欠点があります。抗体を検査しているという事は、あなたの免疫システムが働いているかどうか調べているということです。

彼らが堂々とつく嘘や欺瞞には、呆れてモノが言えません。

残念ながら、大半の人は言われている事と行われている事をきちんと確認する時間がありません。ニューヨーク市の保健長官の発言についての記事を書いたことがありますが、きちんと調べると、ただのプロパガンダだったことがわかります。

「嘘に次ぐ嘘に次ぐ嘘」なのです。けれども権威を持って発言するので、ほとんどの人たちが信じてしまいます。

我那覇　困ったことですね。どう対応するのが一番いいのでしょうか？

唯一の解決法は、各国がWHOから脱退すること

ログスキー　率直に言うと、私は全ての国がWHOから脱退することを推奨します。ウェブサイトexitthewho.orgを検索すると、世界中の国々や何十もの団体がNO！と声を挙げています。「WHOの主張は間違いだ」と明確に述べています。

中央政府や一つの機関に全権力を渡してしまうことは、たいへん危険です。各自はかかりつけ医師を持ち、いつも本人に最良の決断を選ぶべきです。ジュネーブ、ニューヨーク、東京など、ある場所から一元的な決断が下されるべきではないのです。我々には、自分にとって正しいと感じるものを選ぶ自由や適切と思えないものを拒否する自由が保障されるべきです。

我那覇　全くそうですね。何が起きているのか理解するためには、彼らが行ったことの結果ではなく、行っていることの過程を理解する必要がありますね。だからこそ、手遅れになる前の今こそ立ち上がらなければなりません。

WHOが2022年5月27日に改正した5つの項目について話を伺いたいと思います。ログスキーさんのサイトからダウンロードして、ここにプリントしてあります。

ログスキー　世界中でわざわざそんなことをしてくれたあなたは、とても稀な人です。ありがとうございます。

我那覇　いえいえ、本当に知らなければならない重要な情報を集めてくださっており、心から感謝しています。

改正案に関して提案した国はいくつもありますが、この文章に関して私は自分の国を誇りには思えません。

日本人でこの書類の存在を知っている人は多くないと思いますが、日本も改正案を提案している国の一つです。

ログスキー　その文書の55条を見てください。その偽善には目を見張ります。

規則の55条には「いかなる改正案も会議の4カ月前に提出されなければならない」と書いてあるのに、5月24日に提出されたものが、わずか3日後の5月27日には採択されているのです。電話やメールで、あなたの承認または意見、投票を求めるお知らせは届いたでしょうか？

我那覇　もちろん届いていません。

ログスキー　そのリストに掲載されている政府では、あなた方主権者の同意を取り付けることなく、官僚が勝手に決定を下しています。改正に関しては多くの人が混乱しています。その時の修正事項は5つありますが、たいへん重要なものがあります。

現時点では、これらを拒否する期間として18カ月が設けられています。もしも拒否されなければ、採択されてから24カ月で法的拘束力が発生します。今回提案された改正案ではこの期間が劇的に短くなるのです。

WHOが拒否を受け付ける期間が18カ月から10カ月に、法的拘束力が出るまでの期間が24カ月から12カ月に短縮されました。

その意味するところは何か？　彼らは採択されたものを各国が分析・検討し、拒否する時間を減らそうとしているのです。

300を超える国々からの改正案は、197ページにも渡っています。

内容を吟味する時間を18カ月から10カ月に短縮しました。そしてそれは国会や議会や上院で決められたものではありません。判断する権限を有するのは、首相や議会の議長、ジュネーブに集まる国連大使など、権力が与えられた者に限られます。それなのに、これらを決定する官僚たちの多くは、選挙で選ばれていない者なのです。

彼らはえり抜きのテクノクラートであり、自分たちが提出したも内容を決して却下しないでしょう。一般市民は全く関わることができないのです。

私たちはそろそろ気づかなければいけません。何十年にもわたって政府が国民から力を盗み、選挙で選ばれていない官僚にそれを託し、さらに、どこの誰なのかもわからない人たちの国際組織に巨額な予算を提供しているのです。

パンデミック合意において、締約国会議のメンバーになる人々は、私たちがこうあってほしいと思うような仕事はしていません。我々の意見は聞かず、聞く義務もないのです。

彼らは、ただ一貫して、自分たちや自分の仲間たちにとって最も好都合な決定をするだけです。

世界の人々の健康などはどうでもいいのです。そんな事は最初から全く気になどしていません。何百億ドルもの資金にアクセスできて何でも好きなことに使うことができ、その大半は彼らの懐に入ることになります。途中で一般市民が苦しむことになっても、彼らは気にしません。

私は何度か一般の人に対してネット上でＷＨＯに関してどう思うか尋ねてみたことがあ

ります。2022年4月には、パンデミック合意に関する自分の意見をスマートフォンでビデオ撮影をして送ってほしいと呼びかけました。その結果、数百人の人の動画がアップされ、WHOの反対意見を述べた人は1週間で3万3884人にものぼりました。99・9％の人が「そんな条約など不要だ。そんなものは求めていない」と言いました。しかし、一般市民の意見は完璧に無視されているのです。

私の中での明確な答えは、WHOを脱退することです。

一人でも多くの人にこの事実を知ってもらうことが私の望みです。我那覇さん、できる限り多くの人にこの動画をシェアしてもらい、情報を拡散してください。

なぜなら、大部分の人たちはこれまでに何が起き、今何が起きていて、これから何が起き続けるのかを、わかっていないからです。

私はWHOに同意していません。私はたった一人の人間ですが、世界中の何十億と言う人々が声を上げ、自分の思っていることを声に出すべきと思います。

情報を知っているのに動かないのは、彼らに加担するのと同じ

我那覇　素晴らしい情報をお話し下さりありがとうございます。あなたが書かれた「国際保健規則の修正案への一般人向けガイド」は、簡潔でとても理解しやすいです。

ログスキー　そう感じてくださるのはたいへん嬉しいです。国際保健レビュー委員会のまとめた197ページの最終レポートを20ページ以内に縮小したので、読みやすいと感じていただけたことは、とても嬉しいことです。

そのパンフレットの中で重要なことは、彼らが懸案していないことのリストです。WHOは保健政策に関してWHO憲章に裏付けられた権限を持っているわけですが、様々な病気の名称を選ぶ権力も持っています。

しかし、彼らが本来すべき事は、医薬品の純度と安全性を規制することです。なのに、そちらの仕事は全くしていません。

やるべきことはせず、やるべきでないことばかりしているのです。

彼らの仕事は、ワクチンの中に含まれてはならない毒物があるか否かを見極めることであるはずです。ワクチンの成分を分析した人はたくさんおり、含まれてはならないものがたくさん混入していることがわかっています。WHOは、医薬品や注射の安全性と効能に取り組むべきなのです。

しかし、彼らは副反応に関する調査もしていなければ、マスクに効果がないことを示す科学的データにもアクセスしていません。

日本では以前から市民がマスクに抵抗がないそうですね。確かに特定のマスクは、環境中の毒物から自分を守ってくれるかもしれませんが、その大半は無効であり、逆に害を与えてしまいます。化学物質の汚染、病原体、カビ、ウィルスなどが心配なのであれば、マスクを装着することは逆に害になるわけです。多くの日本人は、自分に害があり、他人を守ることもないマスクをつけているのです。

誤った情報の力は凄まじいですね。私は、正しい情報を発信するために、これからも出来る限りのことをします。そして、その情報を人々が利用してくれることを望んでいます。多くの人がこの情報を見て、自分で考え、正しい行動をしてくれるように情報を拡散してください。

この話をする機会をいただけたことに感謝しています。

我那覇　ありがとうございます。WHOの世界的独裁を止めるためにあなたが行っていることを、私も行いたいと思っています。私も、彼らに同意していないからです。

ログスキー　一番大切なのはそのことです。何も知らずに自覚していなければ、それでおしまいだからです。

私が知らない事は、まだ数え切れないほどあります。全てを知っている人など、どこにもいないのです。ここで知った情報も、本当に正しいか否かは分かりません。私を絶対的に信じてはいけません。自分で直接書類を見ることです。自分で一次情報を探して確認することが大切です。私がしてきたことも、そのことに尽きます。

これは理論ではなく証拠なのです。書類は全て彼らのものであり、彼らが行おうとしていることです。

少しでも多くの人と情報を共有してください。気にもかけない人はたくさんいることでしょう。多くの人は家族、仕事、その他の問題など自分の生活を守ることで手一杯なのです。それは仕方のないことです。気にかけるように強要することなどできません。では、あなたがすべきこと、あなたの責任は何でしょうか？

もし、あなたが重要なことを知っているのに、それを他社と共有しなければ、あなた自身が検閲に手を貸したことになります。あなたの責任は、自分の連絡先リストから、少しでも多くの人に連絡することです。

あなたの友人や知人になすべきことを強要すべきではないが、自分が持っている情報は伝えて理解してもらえるはずです。あなたが情報をブロックしてはいけません。

我那覇　お話しできて本当によかったです。ありがとうございました。心からお礼を申し上げます。

「グローバリズム全体主義」の企てと戦う国々の現状

我那覇 真子

ログスキー氏とのインタビュー後にも事態が進行しているため、2024年2月時点で分かっていること、注目すべき点について述べてみたいと思います。

世界ではWHOの企ての本質を見据え、これが〝クーデター〟であるとの指摘のもと、WHOからの脱退を呼びかける運動が広まっています。

その中心人物の一人であるメリル・ナス博士は、内科医ですが、患者にイベルメクチンを処方したことが問題とされ、医師免許を剥奪されました。ナス博士はバイオテロの専門家でもあり、パンデミック合意とIHR改正の本当の意味を熟知し、世界に危機を発信しています。博士はこれを〝ソフト・クーデター〟と呼んでいます。

WHOの動きは、阻止が難しい形で巧妙に推し進められており、止める方法が模索されていましたが、ここで一発逆転の状況が発覚しました。

ＩＨＲ改正に向けて行われてきた手続きに不備があり、ルールを逸脱しているため、無効であるということです。

発覚①：ＩＨＲ第55条違反

第55条 改正　2．改正案の本文は、その検討が提案される保健総会の少なくとも4か月前に事務局長が全ての参加国に伝達する。（厚労省仮訳引用）

現在ＷＨＯでは、２０２４年5月に開催される国際保健総会での採択に向けて交渉が進められています。規則によれば総会の4カ月前である２０２４年1月27日までに事務局長から「最終的な改正案」が提出されていなければなりません。しかし、締め切りを過ぎた執筆時点で（2月7日）まだ提出されていません。そして厚労省の資料を見ると、今度も交渉会議が予定されていることが分かります。

つまり規則を無視して無理に成立させようとしているのです。

私たち国民は政府に対し、改正案提出期限は過ぎているので、２０２４年5月の保健総会での改正はできない、時間切れであるとの事実を適切に指摘し、無効であることを徹底周知させなければなりません。

発覚②：IHR2022年の改正も無効だった

IHRは1969年に採択されてからこれまで、複数回改正されてきました。直近では2022年5月の総会でも改正が行われましたが、この時も前述した第55条違反が発生していたことが発覚しました。また、総会での採決に関するルールはベーシックドキュメントと呼ばれるWHO検証や規則が掲載されている公式記録本で明記されています。そのルール58には「採決を行うには、委員会の過半数の出席を必要とする」とありますが、その人数に満たなかったことが指摘されています。

改正内容を簡単に説明すると、IHRでは採択後、各国には採択内容を〝拒否するかどうか〟検討するための期間が与えられています。その期間内に拒否しなければ、規定の公示期間を経て施行されるという流れになっています。

その期間を短くしたのが2022年の改正内容でした。拒否期間が従来の18カ月から10カ月、そして施行までの公示期間は24カ月から12カ月へと大幅に短縮されました。

「次のパンデミックが来てからでは遅いので、検討期間を短縮して早めに備えておく」という名分でしたが、実際には、2024年にIHR改正を行ない、各国政府から主権を奪うための決議に先立って、各国機関がそれぞれ国に持ち帰り、検討するための時間的余裕を奪うために短縮したと言えます。

日本を含め、ほとんどの国がこれを拒否しませんでしたが、イラン・イスラム共和国は賢明な判断により、これを明確に拒否しました。

「（今後の）改正案の多くは、いくつかの点で国家の義務が大幅に拡大される可能性があり、改正手続きが完了する時には、このIHRの法的性質自体が変わっている可能性がありますす」「我々は急ピッチの承認手続きや改正案の審査期間の短縮は、現実的な方法ではないと考えます。改正をしっかりと検討し情報を得た上で受け入れるか却下するかの決断を下すには十分な時間が必要です」

イラン代表の発言は非常にまともです。対して我が国の政府は、自らWHOに主権を積極的に譲渡していると言わざるを得ません。

WHOクーデターに対して立ち上がった国々

EUでは、オランダEU議員のロブ・ルース氏をはじめとする12名の議員が、前述の②に関してWHOテドロス事務局長に書簡を送りました。書簡は、「2022年5月の採決の議場に委員会の過半数がきちんと出席していたのか、出席数と賛成数を、正当な証拠をもって示せ」という内容で、手続きの正当性を証明することを求めたのです。そして、期限内に回答できない場合は改正の手続きが無効であると通知しました。
しかし、WHOは回答をしませんでした。
南アフリカ共和国の**4名**の議員もEU議員同様の書簡を送付して証拠を求めましたが、WHOは証拠提出をしませんでした。南アフリカの書簡では、WHOの主権侵害を鋭く指摘しています。「WHOは、超法規的かつ権限外の行為を行い、勧告を、加盟国を拘束するものに変えようとしている。その結果、国家の自己決定権を侵害している」
フィリピンでは、下院議会がIHR2022年改正を拒否決議し、正式にWHOに通告しました。また同議会では〝秘密裏に交渉されている〟パンデミック合意を拒否するとの決議も行いました。
エストニアでは、**11名**の議員がIHR2022年改正とパンデミック合意拒否の書簡をWHOに送っただけでなく、さらに踏み込んで、WHOへの追加拠出金も同国での法的根拠がないとして拒否し、通知しました。
スロバキアでは、ロベルト・フィツォ首相がパンデミック合意には同意しないと表明しました。

「パンデミックとの闘いにおいて、国家主権を犠牲にして世界保健機関の力を強化することは支持しない。このようなナンセンスは貪欲な製薬会社によってのみ考案されるのであり、彼らはワクチン接種の義務化に反対するいくつかの政府の動きを察知し始めている」

その他、**オランダ**や**ニュージーランド**でもＷＨＯの動きを阻止すべく動きが出てきており、テドロス議長をはじめ、パンデミック合意、ＩＨＲ改正賛成側の会議参加者からは、〝フェイクニュースや偽情報に邪魔されている〞との発言が出始め、焦りも見られるようになりました。

民間では**ワールド・カウンシル・フォー・ヘルス（ＷＣＨ・世界保健評議会）**という、ＷＨＯに対抗した健全な機関を構築しようとの運動が始まり、日本支部も設立されています。これを受けて、日本の国会議員の中からも超党派でＷＣＨ議員連盟を立ち上げる動きが出て、厚労省、外務省の担当課から積極的にヒアリングを行うなど、阻止に向けた動きが出てきています。

タイムリミットは迫っていますが、民間の動きも確実に成果を上げています。

一人でも多くの国民にこの深刻な危機を理解してもらい、共に戦おうとの思いが届くよう、ぜひ読者の皆さんも周りに知らせてください。**合言葉は〝無効〞です！**

Colum コラム

【最も警戒すべきは「緊急事態条項」を含む憲法改正の強行】

日本国憲法の改正こそ、WHOによる「ワン・ワールド」の完成条件

新設された「内閣感染症危機管理統括庁」の恐るべき位置づけ

2020年3月11日、WHO事務局長のテドロスは、「新型コロナウイルスはパンデミックとみなすことができる」と述べ、世界の様相は一変した。

国連加盟国より多い194カ国が加盟するWHOは、それ以降権限を異常に拡大してきた。政府間交渉会議（INB：Intergovernmental negotiating body）を設立し、従来からあった国際保健規則（IHR）を換骨奪胎することで、従来の機能であるアドバイザリー・ボードの枠を超え、各国の国家主権をも超越する権限を行使する機関へと変貌しようとしている。つまり、助言・勧告に留まっていた権限を、国家すら超えて法的強制力を伴う強力なものに拡大しようとしている。

これは、極めて危険な「世界統一政府」を目指す動きの一環であり、これを看過することは、人類社会を根底から変えるものと考えなくてはいけない。

具体的な変化は、通常の総会とは別に2021年11月29日から3日間行われた第2回WHO特別総会というWHO創立以来2回目となる異例の特別会合から始まった。

WHOがPHEIC《フェイク》（public health emergency of international concern：国際的に懸念される公衆衛生上

の緊急事態）を各国に発動しようとする際、日本においてＷＨＯが求める全体主義的な一元管理の感染症対策の邪魔になるのが日本国憲法の存在だ。基本的人権の尊重やさまざまな自由権を規定している憲法の規定との矛盾は明らかで、だからこそ憲法が最強のストッパーとなり、ＷＨＯが求めるような「個人や団体の自由や権利を制限し、強権的管理を実行する」には障害となるわけだ。

「世界統一政府」のために改憲を目指す政権

日本では、緊急事態宣言は2020年4月から2021年9月までの間に多い地域では計4回発動された。首相が宣言を行い、都道府県知事が住民に協力を要請する形で、外出の自粛とか学校の休校、百貨店などの施設の利用制限など、ソフトなロックダウンに近い状況は作れたものの、感染症拡大防止といっても、法的に外出を禁じたり、違反者を逮捕したり罰金を科すほどの本格的なロックダウンができなかったのは、日本国憲法に緊急事態条項の規定が存在していなかったからだ。

これをWHO側は嫌っている。そして、岸田政権はこれに積極的に呼応する流れを加速している。政権支持率が歴史的低レベルに落ちたにもかかわらず、2024年1月の施政方針演説に日本国憲法改正を総裁任期中に実現したいとの文言を入れ込んだのは、その表れとも言える。

岸田首相が任期中に必ず行うと意気込む憲法改正の柱は、実は第九条（戦争放棄）の改正ではなく、緊急事態条項を新設することである。発動要件として、現時点で自民党の草案には明文化されていないが、実質的には「感染症のまん延」が組み込まれたと考えたほうがいい。これはWHOが宣言するPHEIC（国際的に懸念される緊急事態）に法的強制力を持たせる動きにも見える。

繰り返しになるが、今回の新型コロナウイルスによる「パンデミック」は、計画され、作られたものだ。それは、PCR検査の濫用から始まった。

「誰でも、どこでも、何度でも」などという非科学的な方針を打ち出した自治体首長もいたとおり、母数である検査数そのものを増やし、偽陽性者が続出するまで意図的にPCR検査のサイクル数を上げ、「陽性者数」の増加をメディアに喧伝させ、「感染が拡大している」という印象操作を行うことで、国民に「強い恐怖心」を抱かせる。

「無症状感染者」は、実は感染などしていなかったのだ。

だが、操作された検査によって見かけ上の感染者数はいくらでもコントロールできる。

そして、IHRの改訂によってWHOの権限が拡大されれば、事務総長の意図的な宣言により、「いつでもどこでも人為的にパンデミックをでっち上げる」ことが可能になる。

「緊急事態条項」で、超管理社会化が進む

国内的には緊急事態宣言が発せられることで、法的強制力を背景とした有無をいわさぬ管理がスタートする。

つまり、憲法に「緊急事態条項」の規定があり、「感染症のまん延」という状況もその具体的な条件の一つに入っていないとまずいわけだ。

緊急事態条項と呼ばれるうちの一部である自民党案第九十八条　1項を見てみよう。

〔新設〕

第九章　緊急事態

九十八条　内閣総理大臣は、我が国に対する外部からの武力攻撃、内乱等による社会秩序の混乱、地震等による大規模な自然災害その他の法律で定める緊急事態において、特に必要があると認めるときは、法律の定めるところにより、閣議にかけて、緊急事態の宣言を発することができる。

2012年（平成24年）4月に決定されたこの自民党案には、示される緊急事態の要件に〝感染症のまん延〟は含まれていない。しかし、「必ず明記されるべきだ、新型コロナウイルスのような感染症が流行した際に、内閣に強い権限を認め、法律と同じ効力を持つ政令を制定することなどを可能にすべきだ」との考えが始まったのは、2020年6月に（下村博文元文部科学大臣が会長を務める）「With コロナ After コロナ新たな国家ビジョンを考える議員連盟　議連分科会」（通称：新たな国家ビジョンを考える議員連盟）が発足して以来だったと思われる。

2020年6月の時点では、WHOがPHEICに法的拘束力がないことを問題視していたわけではないのだが、日本では護憲派の強い反対により憲法第九条を自民党がなかなか改正への動きへと進められない中、「感染症対策という名分があれば、国民がそれを望み、憲法改正も可能になるのではないか」ということで、こちらが改正のためのツールとなっていった。

2020年8月には、憲法改正に関する提言案がまとめられ、同議連総会で了承し、党憲法改正推進本部（現在、憲法改正推進本部から「憲法改正実現本部」に名称変更）に提出された。

2021年の憲法記念日に、下村博文元文部科学大臣は改憲派の集会に出席し、党改憲案の一つである緊急事態条項創設の実現を訴える中で「感染症拡大を緊急事態の対象に加えるべきである。今回のコロナを、ピンチをチャンスとして捉えるべきだ」と発言していた。「感性症拡大という恐怖のイメージ」を、改憲へのエネルギーとして利用したほうが得だといった本音を、ここでは垣間見ることができる。

次第に、憲法改正に近づくための新しいツールであったはずの「感染症対策」が、やがてWHOの望む「国民を合法的に縛るための憲法改正」へとすり替わっていく。

先に挙げた集会の直後に行われた2021年5月6日の衆議院憲法審査会では、当時、自民党憲法改正実現本部事務総長であった新藤義孝経済再生担当大臣を中心に議論は進められていく。憲法に緊急事態条項がないから、「感染症まん延時であっても私権制限ができない。それは法的不備である」という、緊急事態条項の必要性が強調される流れが作られ、感染症対策の強化はきわめて重要だという論調に向かっていった。

2022年7月、安倍晋三元首相暗殺事件の3日後、アントニー・ブリンケン米国務長官が岸田首相を弔問した際、同日に自民党本部で記者会見を行い、首相は「改憲は安倍氏が特に情熱を傾けてきた案件だと指摘し、緊急事態条項を含む改憲内容で（国会が発議できる総議員の）3分の2を結集しなければならない。できるだけ早く発議に至る取り組みを進めていく」と述べた。

ラーム・エマニュエル駐日米大使が、強引かつ執拗に成立を求め続けてきた結果、自民党議員の8割が反対していたにもかかわらず、LGBT理解増進法が議長一任という掟破りで急遽可決した際の内政干渉疑惑をも彷彿とさせる一件だ。

その後、2022年12月には参院本会議で改正感染症法などが成立し、医師や看護師以外でもワクチン接種を行えるようにするほか、感染のおそれがある人に自宅などでの待機を指示できるようにし、従わない場合などは罰則を科すことも盛り込まれた。

IHR改訂で強く懸念されている強制医療の下地は、こうして着々と進められている。

2023年の衆議院憲法審査会においては緊急事態条項における論点整理は加速し、自民、公明、維新、国民、有志の5会派による共通認識が自民党主導で醸成されていった。「感染症のまん延」が発動案件となり得るかどうかは、すでに前提条件化し、論点は憲法裁判所の関与、最高裁の人事改革といった分野に移っていった。

そして、ついに国民民主党・日本維新の会、有志、という野党の改憲勢力においても、緊急事態の要件として「感染症まん延」を含んだ緊急事態条項の憲法改正条文案が合意されるに至っている。

2023年5月8日から、新型コロナウイルス感染症が、2類の「新型インフルエンザ等感染症」相当から5類感染症へと緩和されたことで、緊急事態宣言などを出すことができる特措法の対象から外れ、政府は行動制限ができなくなった。しかし一方で、新たな感染症危機に備えるためとして、2023年4月に改正新型コロナウイルス対策特別措置法と改正内閣法が参院本会議で成立した。

そして各都道府県知事に対する首相権限強化などを目的とする「内閣感染症危機管理統括庁」の発足を決定していた。

国民は、これでコロナ規制も緩和かと思いきや、裏では以前より強固な感染症対策の名目で行われる、人権を脅かす強力な政策が進められているのである。

2023年9月に発足し、トップに内閣感染症危機管理監として、感染症対策業務とは関係ないはずの元警察庁長官の栗生俊一氏が就任したことからも、国民を感染症対策という名目のもとに厳重に監視するという統括庁の目的が透けて見えるが、さらに統括庁を所管する感染症危機管理担当大臣には、なぜか自民党憲法改正実現本部事務総長であった新藤義孝経済再生担当大臣が就任したのである。

内閣官房組織図をご覧いただくとわかるが、内閣感染症危機管理統括庁は、官房の中でも内閣官房長官直下の上位に位置している。それだけの権限が付与されているわけだ。

2023年12月26日に行われた統括庁の初会合では、全国感染症危機管理担当部局長会議が、2024年1月12日には、シンポジウム「新たな感染症危機にいかに備えるか～国民の生命・健康と生活・経済の両立を目指して～」と題して、いずれも新藤義孝大臣（感染症危機管理担当）を推進役として執り行われた。

さらに、自民党憲法改正実現本部事務総長の後任は、加藤勝信前厚生労働大臣となっており、感染症対策のトップ経験者が今度は改憲推進役のリーダーとなっている。

こうして、「感染症の恐怖を、人権を厳しく制限する緊急事態条項の創設に利用する」

という行為が着々と進められているのである。

WHOが目論んでいる「ワン・ワールド」の完成には、緊急事態条項の創設を伴う日本国憲法の改正が欠かせないピースとなるはずだ。だからこそ、日本国民はそれを許してはならない。

2024年5月末に開催される第77回世界保健総会（WHA）でIHRの改訂が強行された場合、それに従わせようとする国内法整備の圧力はより高まるはずで、その頂点が憲法改正になるはずだ。

次の憲法改正は、国民に対して仕掛けられる壮大な罠であることに、一人でも多くの方が気づくことを心から念願する。

第3章

人類を家畜化しようとするものの正体

対談
河《かわ》添《そえ》恵《けい》子《こ》氏

グローバルな略奪遺伝子集団とおもてなし遺伝子集団

井上　この3年あまり、日本人もコロナパンデミックでずいぶん苦労してきました。その青息吐息もようやく終わるのかと思いきや、これが「終わりの始まりに過ぎない」ことが、次第に明らかになってきました。

今日は河添恵子さんにゲストでお越しいただき、その背景なども踏まえて国際情勢を俯瞰的にご説明いただきたいと思います。よろしくお願いします。

恵子さんは、鹿児島にご縁があるということでしたね。

河添　はい、20歳過ぎまで本籍は鹿児島でした。父方や父の母方も含めて薩摩で、長い家系図も残っていますし、ルーツもほぼ全てわかっています。

井上　九州男児なんて言い方がありますけど、本当のところは男が女性の掌の上でいいように転がされているような、そういう雰囲気がある土地柄ですね。地政学的には大陸に近いし、大航海時代から海賊の子孫が帆掛け船でどんどんやってきて、それこそ長崎なんかはキリシタンなどがいろんな形で入り込んできました。

河添　父方はみな、高等教育で東京に出るか海外かという感じでした。そして天下国家の話題が好きだった印象があります。親族が集まると、世界情勢や政治の話をしていました。血と環境は争えないというか、物心ついた時から私の関心事は国際政治で、アニメや漫画、人形遊びには興味なし。リアルなニュースやドキュメンタリーが好きでした。30歳そこそこでノンフィクション作家となり、幸いなことに海外取材の機会がとても多く、50カ国以上をまわった経験から、近年は世界情勢の解析に真摯に取り組んでいます。そのためには多言語で多岐にわたる情報収集と経験、直観、想像力なども駆使しなくてはなりません。

井上　ヨーロッパはちょくちょく国境が変わってきましたし、少し目を離しただけで取り返しのつかないようなことになり、善悪を超えたレベルで「人を疑う」ということを前提とした文化が根付いているように思われます。一方、この日本はそれとは対極にある島国で、「個」を出しすぎると村八分にされてしまうようなところがあり、「和をもって尊しとなす」を自然に受け入れる遺伝子集団が生き残ってきたわけです。

河添　日本は海に囲まれていますし、農業も漁業も発達してきて、「お魚がたくさん獲れた。野菜と交換しましょう」といった具合に、何世代にもわたり地域での共存共栄のＤＮＡで生きてきたのでしょう。ある日突然、敵が攻めてくるといった緊張感、警戒心がDNAに刻み込まれていないのです。一方、大陸にずっと暮らしていると、どれほど用心しようが、ある日、どこからか強い者たちが襲来して略奪する危険性が常にあったわけです。ヨーロッパはおっしゃる通り国境線が度々変わるだけでなく、国体そのものも君主制から共和国へと国民の総意とはおよそ無関係に変わってきましたから、権力者に振り回されるだけのお人よしでは生き残れないといった緊張感、警戒心が常に残っているはずです。

しかも近年は、キリスト教徒が多い欧州連合（EU）にイスラム圏からの移民や難民が激増したことで、夜道どころか昼間でもティーンの女の子1人では歩けなくなった街も少なくありません。

よそ者は治安を不安定にするのみならず、土地や食料、仕事、果ては地位まで奪おうとします。当然、先住民は立ち上がり闘うし、追放したり、されたりする弱肉強食の世界が生まれ、それが常態化していきます。神道が中核となっていた日本には、「十字軍遠征」のような宗教戦争もありませんし、世界の中でもとりわけ特殊な環境、ユートピアを構築してこられたのだと思います。

その分、大多数の日本人はグローバル化の本質を理解できません。「アメリカに従い、

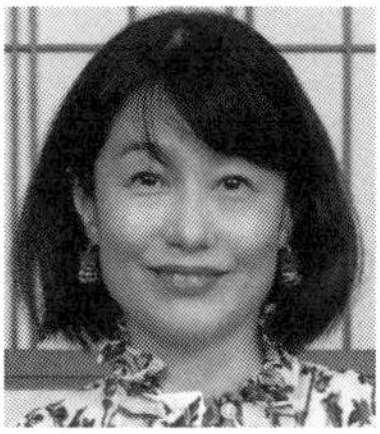

河添恵子

かわそえ　けいこ

ノンフィクション作家・ジャーナリスト

1986年より北京外国語学院、遼寧師範大学（大連）へ留学。主な著書に『習近平が隠蔽したコロナの正体　それは生物兵器だった!?』（ワック出版）Amazon＜中国エリアスタディ1位＞、『中国人の世界乗っ取り計画』（産経新聞出版）はAmazon〈中国〉〈社会学概論〉2部門で半年以上、1位を記録。50カ国以上を取材。YouTube番組「調査報道河添恵子TV」他、Lucky FMダイバーシティ・ニュースのレギュラーコメンテーター（第2火曜日・政治）。経営科学出版の有料コンテンツ「河添恵子　国際情報アナライズ」を毎月配信中。公益財団法人アパ日本再興財団主催 第13回「真の近現代史観」懸賞論文（2020年10月）で最優秀藤誠志賞を受賞。

世界と共存共栄すること」などと考えてはダメです。その実、「強い者だけが勝ち残る残酷な世界」であり、「多様化」という嘘の看板をつけた「全体主義社会」。それがグローバル化の正体です。

井上　最近の日本で起こっていることは、グローバルな略奪遺伝子集団と、おもてなし遺伝子集団が真っ向から対決するような事態だという気がしますね。

江戸時代から幕末～明治維新にかけて日本は非常にドラスティックな転換点を迎えたわけですが、鎖国をしていたから世界の中での日本の立ち位置を理解していなかったかというと、決してそうではない。戦国の乱世を経験してきた民族として、今よりはるかにグローバルな視点で物事を見ていたように思われますね。

ところが78年前の1945年に敗戦を迎え、そこから劇的に国民の生活スタイルや発想そのものが変わってしまうという大きな歴史的変曲点がありました。特に、ウォー・ギルト・インフォメーション・プログラム（WGIP）というGHQによる占領政策によってコントロールされてきた教育の力が非常に大きいと思われます。

河添　皮肉なことに日本人の素直さ、そして柔軟性が悪い方向に出たと考えます。確かに学校教育はとても重要です。でも、もう一方の家庭教育のほうで日本らしさを失わないよう奮闘する、早々に取り戻す方法もあったはずですが、都市部では特に核家族化が急速に進み、父親は仕事に邁進し、母親は日々の子育てと家計簿に懸命で、祖父母が孫に伝えていく、といった生活環境ではなくなったため、歴史の断絶が起きたのではないかと。

しかも親世代は戦争時代の話をしたくないし、さらに上の世代はもっとしたがらなかったりで、WGIPに沿った教科書からの嘘まみれの史実だけになってしまいました。中国共産党のみならず国民党もグルですが、世界で跋扈していたコミンテルンは情報操作が組織的かつ巧みなので、史実を塗り替えることなど朝飯前だったのです。

その挙げ句、「アジアを侵略した加害国で敗戦国」という歪んだ自虐史観と同時に、我々に原爆を2発も落としたそれこそ加害国アメリカに対して、「豊かな大国」という憧憬のような感情が複雑に作用し、世界の本質を見抜く力を骨抜きにされたとも言えます。

それから、日本人の大多数は「疑うことは良くないこと」と無意識に刷り込まれています。「教科書で習った」「NHKが報じた」「日経新聞が報じた」「東大教授が言った」「有名人が言った」などとなれば、全てそれが絶対的な位置づけになってしまうのです。ただ、そういった脳の状態について、辛辣ですが「思考停止状態」と私はあえて申し上げたいと思います。

「恐怖による支配」が始まった

井上　テレビしか見ていないナイーブな日本人は疑うことを知らず、メディアや自称専門家に煽られ続け、ついにコロナワクチン（mRNAワクチン）接種率が世界一になってしまいました。実は、打てば打つほど罹りやすくなるのが今回の遺伝子ワクチンであり、その結果、接種率のみならず感染率も世界一、超過死亡も世界一と、日本だけがこの3年間、一人負けの状況になってしまいました。

河添　テレビは2020年早々から、連日連夜コロナ、コロナ、コロナ……。PCR検査での陽性者を感染者と偽り、ホントか嘘かわからない死者数を数字で出し続けました。お茶の間で大人気だった志村けんが3月に死去したことも、コロナへの恐怖を感じる最初の1つの山場になったはずです。

「恐怖による支配が始まった」と私は冷静な頭で考えました。世界においての共産主義社会を研究してきた私は、「恐怖」とプロパガンダ（キャッチコピー）で大衆を支配する、行動様式を変えさせる手法を熟知していたからです。キャッチコピーは、日本語だと「3密」でしたが、世界的には「ステイホーム」「ソーシャルディスタンス」「テレワーク」、もう1つ、後に「アイソレーション（隔離）」も加わりました。

ですから、「ワクチンを打ちましょう！」という流れになるのは明らかでした。しかも、打てば「感染しないはず」もしくは「人にうつさない、迷惑をかけない」と勘違いさせるトリックを多用していました。

井上　今回のmRNAワクチンに関して、ファイザー社は、最初「2回で十分」と言っていました。ところが現実には2回打った後に、逆にブレイクスルー感染が起こり、さらにブースター接種することになりました。

河添　1回や2回までは……わからないでもありません。過去にインフルエンザの予防注射を真面目に打ってきた方なら、なおさらでしょう。ただ、それ以降はブレイクスルー感染だとか、ブースター接種とか、当初とは全く異なる横文字での不可解な説明になってきたのに、「信じる」ことが常態化している多くの国民にとっては疑問も湧かなかったようですね。

オミクロンだとか、コロナの種類が変わったから？　でも、短期間に7回も打つこと自体、おかしいと感じないのでしょうか？

岸田首相による、7回目の接種の様子をわざわざマスメディアが報じました。ビタミン注射なのか、ニンニク注射なのか、あるいは打ったふりなのか？　こういった陳腐なパフォーマンスにすら疑問を抱かず、7回目の接種を済ませた方が日本には約2000万人もいらっしゃると知り、私は仰天しています。

井上　やはりこれは、情報を支配されるということがいかに怖いかということを示す典型的な現象と思います。通常、ワクチンは2回打てばOKです。皆さんが子どもの頃に接種されたBCGでもそうだったでしょう。免疫記憶は学習と同じで、学校で習ったことを家で復習すればしっかりと記憶されるわけです。

実は、ｍＲＮＡタイプのワクチンというものは、そもそもワクチンと呼べる代物ではない失敗作の遺伝子製剤であることが国際的に明らかになっています。海外での信頼は完全に失われています。それは、例えばファイザー株の大暴落を見ればすぐ分かります。

しかも、ビル・ゲイツは当然のようにそれを見越して、自分が最大株主だったビオンテック社の株を２０２２年秋に全部売り抜けていたというのだから、何をか言わんやですね。そういう意味で、ｍＲＮＡワクチンは、今後海外では暴力的に強制しない限り接種されることはないと思います。疑い深い海外の国々の国民は完全に気づいています。

河添　アメリカの製薬大手ファイザーは、ドイツのバイオ企業ビオンテックと共同でワクチンを開発し、２０２０年12月からイギリスやアメリカなどで接種を始めたのでしたね。挙げ句が、コロナワクチン接種が原因と考えられる突然死や重い副作用など、遺族やワクチン被害者による訴訟が世界のあちこちで始まっています。

井上　今回のｍＲＮＡワクチンには、毒性の異なるロットが少なくとも3種類あります。その1つは、打つととても高い割合で死者が出るもの。2番目は接種後にそこそこの後遺症が出て、時に死者も出るもの、そして3番目は全く何も出ないものです。

日本でも、ワクチン被害者の会の方たちからの情報提供もあって分かってきたことですが、「Death Lot」、死のロットというのがやはり存在していることは明確です。

河添　これこそ、ロシアン・ルーレットですよ！

「X（旧Twitter）」で見つけたニュースですが、ニュージーランドの10カ所のワクチン接種施設が示されていて、いずれも死亡率が25％超、30％以上のところもあったのです。一方、ニュージーランドにおける年間の粗死亡率（全ての原因による死亡、全ての年齢）は0・75％前後だと。同国のワクチンデータ管理者兼統計学者が内部告発者に転身して悲しい真実を明らかにしました。その地域を狙い撃ちしたというか、意図的だった可能性も高いですね。

井上　日本でも、ワクチンを高齢者や既往歴を持つハイリスクの人から打たせ始めたでしょう？　それが間違いだったのです。

そもそもｍＲＮＡワクチンは、製造工程で全てのロットを均一にすることは不可能です。ファイザー社などの米国製薬企業と国が結んだ購入契約条件に、「後遺症に関して発表してはならない」とか「ワクチンを分析してはならない」という強い禁止項目があります。そのため、研究者がワクチンの品質、構造、実効性、混入物などに関する実態を調査できないという酷い不平等条約の実態があります。最近になって、ワクチンの中身に関する分析結果が海外などから入ってきています。

河添　治験もしないまま、しかも秘密主義で、地球上の人間を使って一斉に人体実験を行ってきた「恐ろしい」3年間だった、ということになります。そこに加担したのが各国政府と厚労省などの役人ですが。

井上　mRNAワクチン、すなわち今回の遺伝子ワクチンは既存の不活化型とか弱毒化ワクチンと異なり、極めて短期間で「無理やり緊急承認せざるを得ない条件」で製造されて打たされたものです。本来なら、ワクチン開発の過程で、数世代にわたって生殖や遺伝についての影響なども見ながら行われるべきで、動物実験も圧倒的に不足しており、恵子さんがおっしゃる通り、人間に対する治験もほとんど行われていませんでした。

河添　ファイザー社取締役幹部は、欧州議会の公聴会に呼ばれ、治験していない状況について、「スピードサイエンス」とふてぶてしく言い放っていました。

井上　最初から、まったくインチキな状態だったわけです。ファイザーは、中途半端な治験でありながら、その過程で1291種類もの「ワクチン副作用」が起こり得ることを知っており、そのリストを75年間隠蔽しようとしていました。しかし、裁判で負けて公開させられました。

河添　アメリカのジョン・F・ケネディ元大統領の甥でロバート・ケネディ元司法長官の次男、ロバート・ケネディ・ジュニア弁護士らが、早々に製薬会社のロビーに対して提訴。コロナワクチンを推進するためのプロパガンダ・キャンペーンの広範なメディア計画を詳述した「249ページの記録」の存在が暴かれました。アメリカ保健社会福祉省から流出したのです。NY高等裁判所の判決は、ケネディ氏ら原告団の完全勝訴。しかも、最終判決の内容には、「コロナワクチンはワクチンではない」との文面が含まれているそうです。

異議を申し立てる専門家と〝ワクチン真理教の信者〟

井上　mRNAワクチンの構想は、30年以上前からありましたが、全てが失敗続きで一つも成功例はなかったわけです。実験動物の生存率も最悪で、頻回接種すると全滅します。

河添　日本がワクチン接種をスタートさせる前段階から、私はロバート・ケネディ・ジュニア弁護士のグループが発信する内容に注目していたのですが、井上先生がおっしゃる通り、頻回接種後のネズミの全滅についても触れていました。

また、mRNAの開発者ロバート・マローン博士による警告、その他、世界の「正義」の専門家らの発信をとことん探して、聞いて、読んで、大変な時代がやってきたことを悟りました。

私は中国関連が専門分野の柱の1つですが、世界の教育事情、共産主義、グローバリズム、さらに近年はディープ・ステートの陰謀に関しても真剣に取り組んでいたので、コロナ禍はワクチンを打たせるためのディープ・ステートによる陰謀であり、その傘下のマスメディアを使った演出であり、ウイルスとワクチンは表裏一体で生物兵器の類なのだろうという「ほぼ結論」を早々から持っていました。

その上で、ノンフィクション作家としては少しでも多くの事実や真実を集めることが重要だと考え、この分野に素人である私には難しい資料ですが、かき集めて読んでみたり、ツイッターで世界の専門家らを見繕いフォローすることにしました。ところが次々とミュート状態やBANされていたことに気づいたのです。

私がチェックしていた専門家の1人に、トランプ大統領の主治医だったウラジーミル・ゼレンコ医師もいました。2021年12月のRumbleでの動画（YouTubeでは発信できないからRumble）が、一部で話題になりました。

「18歳から45歳のコロナからの回復率は99.95%。これはＣＤＣの資料に基づく」「元ファイザー副社長のマイケル・イードン博士が言う通り、子どもにとってワクチンがコロナよりもはるかに危険」「非合理性と悪意性は、我々人類歴史で経験したことのない水準になる」「20億人が死ぬ可能性」、さらに「私（ゼレンコ医師）がこれらの事実を公表しても何１つ得るものはありません。私には命を失う危険だけがあります。真実を語ろうとする医師たちは、彼らがいくら著名な名医でもすべて社会的に葬られてきました」と。がんを患っていたようですが、ゼレンコ医師は２０２２年7月に48歳で死去されました……。

アメリカの循環器専門の医師で教授のピーター・アンドリュー・マッカロー先生にも早くから注目しました。ベイラー大学メディカル・センター内科の元副主任でテキサスＡ＆Ｍ大学の教授を歴任された方が、「２０２１年の時点でコロナワクチン接種以前には１０0万分の4だった心筋炎が、その後１００万分の2万５００（40人に1人！）に激増しているる。ワクチン接種から今までの心筋炎が、そうでないことが証明されるまではコロナワクチンによるものと考えるべき」と警鐘を鳴らし、医師免許を剥奪されました。しかし、今でも筋金入りのファイターです。

また、2021年11月16日のイスラエルのリアルタイムニュースによる情報で、「FIFAアスリートの心臓突然死と原因不明の死亡が2021年に5倍増加」という記事も説得力がありました。「プレイ中に死亡した協会のサッカー選手のリスト」で、2001年から2020年の間、心臓突然死または心不全に起因する死亡は年平均4・2人。その大部分は心臓突然死でした。ところが2021年の単年で、FIFAプレイヤーの間で21件の心臓突然死・心不全が発生したというのです。「コロナワクチン接種により、血栓がつまって突然死するリスク」について、多くの専門家が早々から警鐘を鳴らしていましたので、この説に矛盾がないと考えました。

井上　そんな危険極まりない遺伝子ワクチンを、「医療従事者」「高齢者」「既往歴のある高リスクの高齢者」から接種し始めました。「安全性不明の遺伝子ワクチンが、高齢者や高リスクの人には特に危ない」ものだということは分かっていたわけです。

その事実こそ、現在の「コロナ死以外の死因による爆発的な超過死亡者数の増加の原因」と考えられます。彼らとしては「これで大半のおじいちゃんとおばあちゃんの間引き作業は終わった。さて、次は子どもの番だ」というところでしょうか。

2023年の9月20日から始まった「XBBタイプのmRNAワクチン」というのがそ

れに相当すると考えられます。その次は、mRNA型になったインフルエンザワクチンでしょう。鶏卵で造る従来型インフルエンザワクチンは、「前橋レポートを契機に厚労省が再調査して集団接種が無効であることが判明し、集団接種を中止せざるを得なくなった」事実があります。無効な代わりに副反応も軽いことが判明しています。

しかし、mRNA型のインフルエンザワクチンでは、コロナワクチンと同様に体内でスパイクが産生されます。このスパイク蛋白は〝ヘムアグルチニン〟と呼ばれ、赤血球を凝集させる作用があることから「インフルエンザの臨床検査」に用いられてきました。

体内でヘムアグルチニンが産生されると、血中で同様の反応、つまり赤血球の凝集が起こると同時に、産生細胞が〝感染細胞〟と見做されて免疫系に攻撃される「自己免疫疾患」が誘起されることが強く懸念されています。今、日本では経済産業省の補助金で20種類近いmRNA型インフルエンザワクチンが製造中であり、やがてこれらが国民に接種されることになります。

本当に酷い話ですが、これが今、日本で起こっている現実なのです。

しかし、実のところ大半の医者にとっても、「ワクチンは絶対善」なのです。

私も医学部の学生時代に、わずか30分ほどですが、エドワード・ジェンナーが種痘を開発するまでの講義、《ワクチン誕生の講義》を受けました。それにより、「種痘のおかげで天然痘が撲滅された」というメルヘンを聞かされた大半の医学生が、何の疑問も持たずに〝ワクチン真理教の信者〟になるわけです。

しかも、私が卒業後に大学院生として最初に研究したのが、「従来型の弱毒化された生ワクチンや放射線などで不活化されたワクチン」の安全なものを開発しようという研究でした。そのため、今回の新型コロナがパンデミックになった直後は、私も「最終的にはワクチンが決め手の出口になるはずだ」と考えていました。

そこで、半世紀分のワクチン開発に関する研究の全体像を解析し始めました。ワクチン開発の歴史を振り返ると、ワクチン学の王道とされてきた病原体を用いる従来型のワクチンとは別に、mRNAワクチンやDNAワクチンの開発も長年試みられていたことが分かりました。この研究は半世紀近く試行錯誤を繰り返してきましたが、過去に一度も成功したことはありませんでした。

それが、今回はわずか数カ月の短期間で開発できたというので「ついにここまで進化したか」と思いながら、その遺伝子ワクチンの開発に関する実態を解析してみた。すると、すぐに大変大きな初歩的間違いがあることに気づきました。

遺伝子を用いた新型コロナワクチンは、ワクチンという名前はついていますが、ワクチンとは程遠い代物です。遺伝子や新しいものが好きな〝免疫の専門家〟と称する人たちは、「素晴らしい」と舞い上がっていました。しかし、遺伝子ワクチン開発の失敗の歴史に気づいた私には、ワクチン開発における基本的コンセプトでのミスを第一歩からやってしまったことがすぐに分かりました。これはワクチンではなく、遺伝子改変毒物にすぎなかったのです。

そのため、残念ながら3年前から今日まで、どのような不具合が起こるかをかなり正確に予見できました。このために、世界が大変なことになると確信し、いい歳の後期高齢者でありながらYouTuberになり、医学的な情報を発信することにしたわけです。

河添　医師として、研究医として豊富なご経験があって説得力のある方がYouTuberとなって発信してくださるのは、大変に良いことだと思います。ただ、専門家による正論だからこそ、ワクチン推進派の巨大権力に睨まれますが（苦笑）。

井上　ただ、我々が注意しなくてはいけないのは、一般の方にお話をする場合と学会や論文で発表するのでは、意味合いが全く違うということです。論文の発表や学会での科学的議論であれば、多少のミステイクがあってもその場で訂正したり、次の学会や論文で訂正することが可能です。

最先端の研究や科学的議論では、その途上で間違うこともあり、弁証法的議論で正・反・合と進歩していくことが基本です。最初から100点満点である保証はなく、逆に「間違っていない」と思い込むことのほうが遥かに危険だと考えておくべきなのです。

そういう点では、若い現役時代の研究では、Nature や Lancet などの論文も気軽に書いてきました。だから、医学部の学生や大学院生に講義する場合は、最新の情報は間違っている可能性も含めて話せばいいのです。これが医学者の基本的立場です。仮説を提唱し、再現性を検証しながら正しい方向に近づいていく。それが科学の基本的プロセスです。

ところが、一般市民に情報を提供する場合にはそうはいきません。何回も修正を追いかけて聞いてもらえる保証はないからです。だから、講演会でも YouTube でも、お話する1回1回が真剣勝負であり、決してミスリードしないことが重要かつ大前提なのです。

だからこそ、国際的に、教科書的に検証されている正しい事実を分かりやすく提供しようと神経を使ってきたのですが、そうした内容がいきなりBANされたわけです。議員会館内で、国会議員に対して医学部の学生や大学院生に話す教科書的説明をしている動画です。

何だ、これは？　と、とても驚きました。科学的に証明され、世界中の誰もが知っている事実を伝えているだけなのに、恣意的に検閲を受けるという現実を初めて知りました。そして恐ろしくなりました。

現在の言論空間が、極めて非常識な検閲で歪められていることに気づいたわけです。

河添　検閲でもありますが、ディープ・ステートによる情報統制が本格化しているってことですよね。「科学」を恣意的に一方向の「結論」で支配する国際政治の傲慢さです。気候温暖化も同じ原理です。脱炭素利権で儲ける、産業を潰すための「温暖化」プロパガンダです。

ですから2020年以降のコロナ禍は、そういった意味で、私の「疑う遺伝子」を強く活性化させてくれました！

武漢ウイルス研究所のP4実験室から漏れた？

河添　ディープ・ステート側からしたら、井上先生をはじめ厄介な専門家が日本にもいるっ

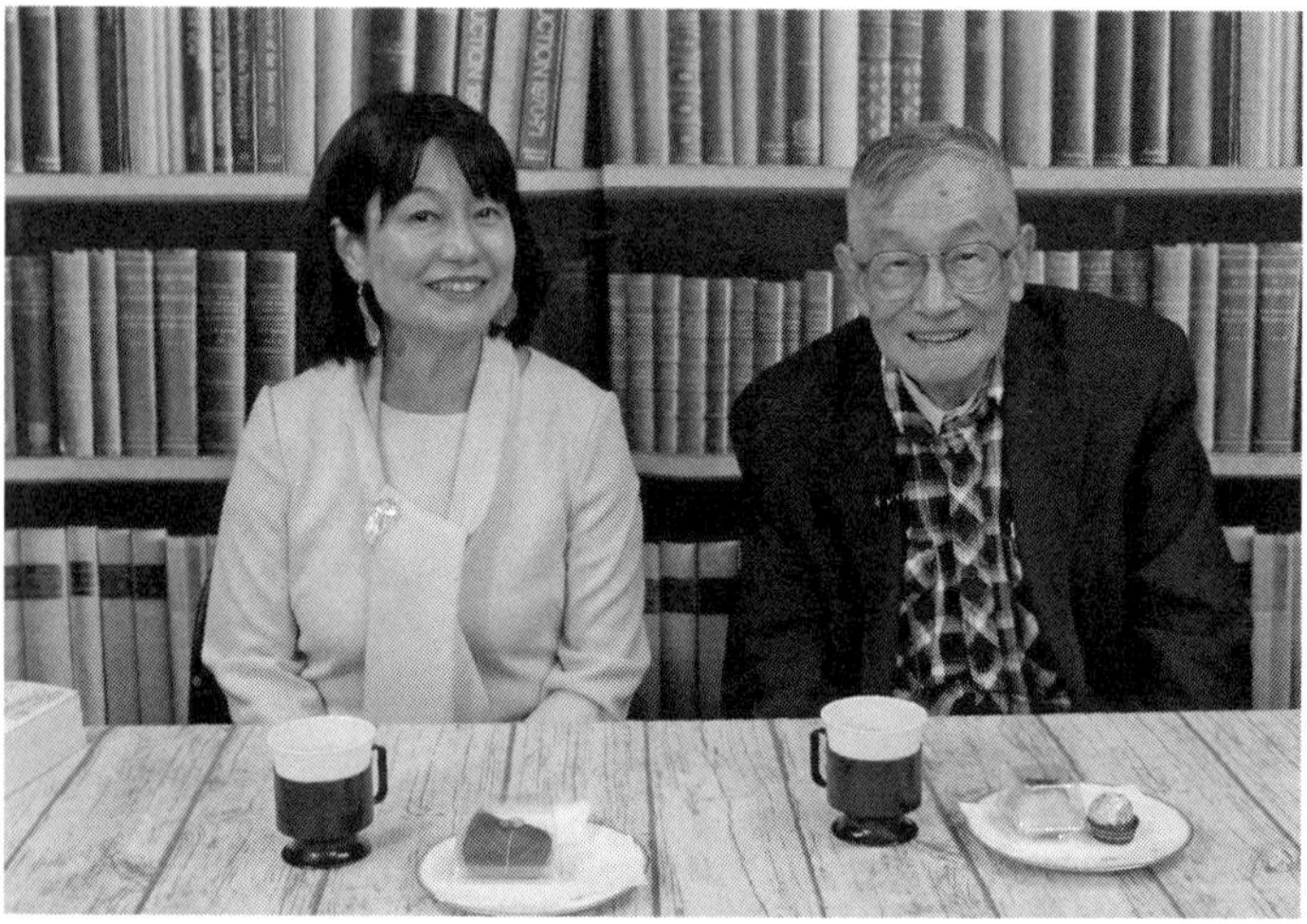

毒物学の権威、アンソニー・トゥ博士と（河添恵子提供：2020 年 3 月）

てことですよね（笑）。

私は私で、コロナ禍当初から、武漢ウイルス研究所のP4実験室から漏れたか漏らした（？）可能性を疑っていました。武漢にウイルス研究所が最低2カ所あることも知っていたので、中国語と英語で調べ始め、台湾のテレビ番組が「生物兵器だ！　ウイルスの出所は海鮮市場ではない」といった断定的な解析を流していることも分かりました。

折しも、長年の台湾つながりでの知り合いからの推薦で、台湾出身でコロラド州立大学名誉教授のアンソニー・トゥー（台湾名は杜祖健）先生を紹介され、私のYouTube番組（旧林原チャンネル・未来ネット）で2020年3月初旬に対談する機会を得ました。

来日して私と会った直後に、トゥー先生はこう尋ねました。「新型コロナウイルス（COVID－19）が天然なのか人工なのかを日本は議論していないのですか？」と。私が「私は人工の可能性を疑っていますが、もうそのようには公に言えない雰囲気です。少なくともテレビも新聞も、そのような議論は一切していないようです」とお返事しますと、とても驚いていていました。

1930年、日本時代の台北市で生まれたトゥー博士は流暢な日本語を操ります。台湾大学理学部卒業後に渡米し、ノートルダム大学、スタンフォード大学やイェール大学で生化学研究に従事し、コロラド州立大学教授になった方です。

専門はヘビ毒などの毒物。ソビエト連邦の構成国ウズベキスタンが開発していた毒素兵器の1つが「コブラの神経毒」だったことで、1980年代よりアメリカ政府の生物兵器に関する相談役を長年にわたり務められ、毒物のデータベース作成でも協力されていたそうです。生物化学兵器に携わる者なら、基礎知識を持たなければならない天然毒に関する英文の専門書（8巻）を出し、この分野においての世界的な権威のお一人と言えます。

日本でも『毒蛇の博物誌』（講談社・1984年）、『化学・生物兵器概論』（薬業時報社・2001年）『生物兵器、テロとその対処法』（薬業時報社・2002年）などを発表。日本全土を震撼させたオウム真理教による一連のサリン事件では、「土の中からサリンを検出する方法」を警察に指導し、この功績により2009年に旭日中綬章を受章されています。

そのトゥー先生は、「武漢のウイルス研究所で、機能獲得実験（ゲイン・オブ・ファンクション）をしていたのであれば、それは生物兵器ということでしょう」とおっしゃっていました。

井上　現代では病原体の機能獲得実験は、世界中で行われていますね。実は日本でもやっている研究者がいます。東大の研究者がアメリカで鳥インフルエンザの遺伝子を組み換え、直接人に感染できるような種類を作ったりしていることが論文の査読などで明らかになっています。日本でも馬鹿な研究者がとんでもないことをやっているのです。

河添　危険で邪悪なゲームです。中国の軍事医学科学出版が2015年に出した本に、「現代の遺伝子兵器は動物伝承実験によって人工遺伝子組み換え生物兵器を自然源として偽装し、平時に敵対国に投入して襲う」という内容が書かれています。

しかも調べてみると、中国とアメリカの学者らが一緒に、ノースカロライナ大学などで研究をやっていました。危険性が高く、アメリカ国内では続けられない最終的な部分の実験などを、オバマ政権時代に武漢ウイルス研究所に移したようです。しかも、武漢ウイルス研究所のP4実験室はフランスの軍事企業の技術を用い、原子力潜水艦並みの気密性の高い実験室を完成させていたわけです。

井上　2001年の9・11同時多発テロの直後に、炭疽菌を使った郵便テロというのがありました。あれ以降、病原体とワクチンをセットとする軍事物資の開発が軍のレベルで考えられる流れになったわけです。

二人のブッシュ大統領とファウチ、HIV研究

河添　ブッシュ・ジュニアの時代ですね。

井上　そうです。オバマとバイデンが上院議員だったころで、実験は2005年前後からスタートし、その後にアメリカ国内でやるのは危険過ぎるという理由で、武漢とウクライナの研究所にプロジェクトを移したとの証拠がたくさん残っています。

河添　コロナ、コロナとマスメディアが叫び出した早い段階で、私はこんな興味深い内容を見つけました。イリノイ大学の法学部のフランシス・ボイル博士は、パパ・ブッシュ大統領が1989年に署名した生物兵器禁止条約の国内法を起草した方です。このボイル博

士がインドの英字メディアで、コロナについて「生物兵器だ」との説を公にしました。なぜ、インドのメディア？　と、私は少し奇妙な感じがしたわけですが、ボイル博士のこの発言は2020年2月上旬で、その少し前、1月31日、デリー大学とインド理工学院の研究者ら（筆頭執筆者はインド理工学院のプラシャント・プラダン研究員）が「bioRxiv」で発表した内容を知っていたのかもしれません。

論文の詳細は割愛しますが、HIVウイルスとの類似性についての発表で、その後、削除されてしまいました。実のところ、私とコロラド州立大学の名誉教授トゥー先生も、このインドの研究者による論文を削除前にチェックしていて、先生は「非常に興味深い内容だった。論文によると、HIVウイルスと武漢ウイルスの突起部分が一部酷似しており、SARSウイルスの遺伝子配列の中にHIVウイルス由来の遺伝子の配列が4つ人工的に挿入され、人に感染しやすくしたのが今回の新型コロナウイルスだという内容だ。ただ、この内容は査読前のもので、欧米からの批判が出たのか、研究者が取り下げちゃったね」などとおっしゃっていました。

トゥー先生同様、この論文にとても興味を示されたのが1983年にエイズウイルスを発見して2008年にノーベル生理学・医学賞を受賞したフランス人の「HIV博士」のリュック・モンタニエ先生でした。

「エイズウイルスとの類似性が偶然である可能性はない」「天然ではなく人工だ」と語り、論文が取り下げられたことについては、「インドの研究者らは圧力に屈したんだろう。自分はもう83歳だから怖くない」と語っていたわけです。

フランスのテレビかラジオの番組に「どうして？　ドクター」という番組コーナーがあり、そこでインタビューに応じたモンタニエ博士は、「新型コロナウイルスは人為的なものであり、武漢の研究所でつくられたんだろう。事故で漏洩したんじゃないか」と。「生物兵器など悪意があった？」という質問に対しては、博士は「ノン」と即答し、「コロナウイルスを使って、エイズワクチンをつくろうとしていた。それが合理的な仮説だ」と。

また、「海鮮市場から出たというのは、美しい伝説だ。そのような可能性は限りなく乏しい。これは陰謀論ではない。陰謀論とは、何かを隠すことだ。ウイルスは武漢の研究所から漏出したものだろう。中国政府が知っていたのなら彼らに責任がある。中国は大きいので、間違いは起こるだろう」と。

モンタニエ博士は、フランスで子どもに対するワクチンの政策が変わるタイミングで「ワクチンは善意で始まったが、全てが人々に少しずつ有害作用を与えている。大量のワクチン接種と原因不明の乳幼児突然死症候群は関係がある」と語っていたことも分かりました。この為にパスツール研究所から縁切りされ、フランス国立医学アカデミーにも足を踏み入れられないような状況になっていたらしいのですが、私は逆に「素晴らしい学者を見つけた！　モンタニエ教授に嘘をつく理由がない。〝純粋なままの天才学者〟と位置づけました。

ちなみに、アメリカでＨＩＶ研究チームの中心にいたのが、アンソニー・ファウチ医師でした。コロナ禍で一躍、日本でも知られる存在になりましたが、国立アレルギー感染症研究所の所長になり、7代の大統領に仕え、大統領首席医療顧問の役職まで得た男です。ファウチがＨＩＶ研究に携わっていた時期はジョージ・Ｈ・Ｗ・ブッシュ、つまりパパ・ブッシュが副大統領だった頃ですが、私が注目したのはファウチの妻とその家系に関してです。

妻のクリスティン・グレイディは、アメリカ食品医薬品局（ＦＤＡ）生物倫理委員会のトップに昇格した方で、やはりＨＩＶを専門とする看護、臨床研究、臨床ケアに長年携わってきました。２０１０年から２０１７年まで、生命倫理問題研究のための大統領委員会の委員を務めています。全米医学アカデミーの会員で、ケネディ倫理研究所のシニアフェロー、アメリカ看護学会のフェローでもあります。２０１５年と２０１７年にアメリカ国立衛生

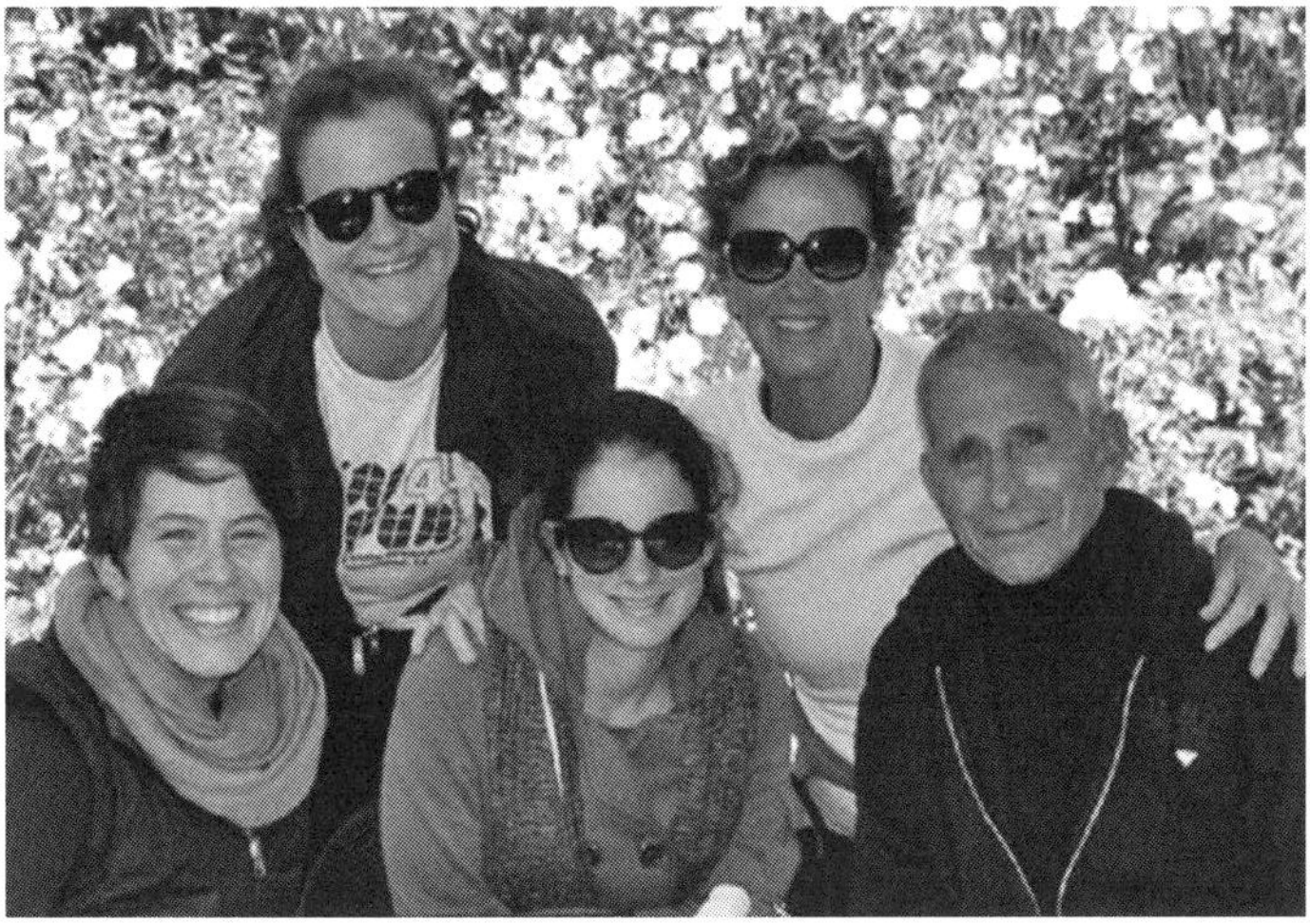

ファウチ家の人々

研究所（ＮＩＨ）から所長賞を、２０１７年にアメリカ国立衛生研究所ＣＥＯ賞を受賞しており、夫ファウチと共にこの分野の第一線にいました。２人の間には３人の娘がいます。

しかも、グレイディ家はクリスティンの祖父、父親、弟など、みなブッシュ家に仕えてきました。グレイディの祖父（＝ファウチの義祖父）は外交官で、共産主義者で「マオイスト」のプレスコット・ブッシュ（パパブッシュの父）や当時の超大物アヴリル・ハリマンと共に働いた仲間です。グレイディの父親（＝ファウチの義父）のジョン・Ｈ・グレイディはパパ・ブッシュと同じイェール大学、２人は１９４８年に卒業しています。

さらに２人のブッシュ「親子」大統領は、

グレイディの弟、ロブ・E・グレイディ（ハーバード卒）をホワイトハウスのメインスタッフとして雇っています。ロブは31歳の若さでパパ・ブッシュのスピーチライターになりました。

ファウチの妻側ファミリーが、ブッシュ家と昵懇《じっこん》であることは明らかです。ブッシュ家のキーワードはイェール大学の秘密結社スカル・アンド・ボーンズで英王室の手足であり、スカル・アンド・ボーンズの設立の原資であるキーワードはアヘン・ビジネスです。後ほどお話しますが、東インド会社にもつながります。つまり、ファウチは麻薬カルテル一族に使われてきた家系と結婚した人間だと私は解析しています。

彼は薬局の息子です。それが大出世して7代ものアメリカ大統領に仕えた背景は、ディープ・ステートの「陰謀」、これは大枠で「生物化学兵器のイノベーション」「人口削減」「人体実験」をシームレスに継続させていくためだったと推測しています。

免疫的個性と遺伝子改変毒薬

井上　現代医学やゲノム科学の観点から言うと、「この民族だけを根絶やしにする」ということは原理的に不可能です。現在のテクノロジーでは、敵だけにダメージを与えて自分の側は全く安全で無傷でいられる生物兵器の開発はできません。

今回の新型コロナは、恵子さんがおっしゃった通り、中国の武漢から出てきたとの説があります。あれは意図的に撒いたというよりも、予定外で漏れてしまった可能性が高いと考えられています。実は、アメリカでも局地的に同じようなことが起こっていたのです。

武漢で漏れてしまった当初は、中国のトップも大変慌てたことだろうと思います。

河添　アメリカのジョージア州などでもそれ以前に不可解なことが起きていましたよね。私も知っています。さすがに先生はお優しい！　私は〝性悪説〟のもとで、故意に作為的に漏らしたと考えています。世界でコロナ禍を起こす陰謀があったとして国際政治としての視点から、中国共産党政府は共犯者だと解析しています。

井上　この度のウイルスが人工的に作られたものであることは、モンタニエ教授もそうですが、世界中の多くのゲノム科学者が認めており、さまざまな情報からほとんど間違いないと考えられます。

α、β、γ、δ、そしてオミクロンと、遺伝子の変異のパターンを見ると、自然界ではとうてい起こり得ないような人工的な痕跡が明らかなのです。

最初に出現した株にルーツがない、つまり、その前段の株が追えないような株が誕生し、それが野に放たれて感染が広がる過程では〝抗原ドリフト〟と呼ばれるランダムな遺伝子変異が入っています。しかし、α、β、γ、そしてオミクロンと大きな変異をする場合、その変異株の最初の株だけは非常に不自然な遺伝子特性の株が出てきています。そして、その後は普通にランダムに変異しています。そして、また次に人工物としか考えられないおかしな変異株が出現するということの連続でした。

これは、ウイルスのゲノムを追ってきたプロが見れば、人の手が入っているかどうかは一目瞭然で分かるのです。

こうした遺伝子工学技術は確立されており、設計図を与えれば、今の大学院生くらいはもちろん、出来のいい高校生でも理科室で作れるようなものです。当然、国家のレベルでは、兵器としての可能性を見据えながら開発しているはずです。

それと免疫の多様性には、非常に多くの遺伝子を背景とした個性豊かな民族性がありま す。民族のみならず、個人単位でも特性が大きく違います。私などは、ビールを1杯飲んだら顔が赤くなり、2杯も飲めば誰でもべっぴんさんに見えてしまいます（笑）。東洋人と比べて欧米人の多くはアルコールを飲んでも変わらない方が大半です。これにはアルコール代謝酵素の遺伝子が関係しています。

恵子さんは、ワインを十杯飲んでも平気だとか。そうしたお酒に強いとか弱いのは、アルデヒド分解酵素の遺伝子特性の問題なのですが、こうした多様な遺伝子の特色の集大成が免疫系の特色なのです。例えば、血液型のＡＢＯの違いは遺伝子により決定される免疫的個性です。血液型とコロナウイルスは直接は関係ないのですが、実はＡ型の方はコロナに1・4倍も罹りやすいという事実があります。

そんなことも含めて、免疫というのは個性豊かであり、罹りやすい人と罹りにくい人、感染に強い人と弱い人など、実に多様な要素があるものなのです。人の顔や性格が異なるように、免疫にも大きな個人差があります。

だから、ワクチンの効き方にも大きな個人差があります。今回の遺伝子ワクチンは、ワクチンと詐称した「遺伝子改変毒」です。しかし、免疫的個性により、不幸にして1回の接種でコロッと亡くなる方もいれば、岸田さんのように7回打ってもビクともしない鈍感力の人もいる。

河添　岸田という日本の首相が、ロシアン・ルーレットのような遺伝子ワクチンを7回打ったと、井上先生はまさか思っていらっしゃらないですよね？（笑）　首相や大臣らが情報弱者ならば大失笑ですが。そういえば、ファイザーの社員も別のロットを打っていたことが裁判か公聴会で暴露されたようです！

コロナ禍以前から「グレート・リセット」を準備

河添　中国の「ゼロコロナ政策」について、私の見解をお話させていただきます。たいていの人は「ゼロコロナなんて、できるわけがない」とか「封じ込めに失敗した」とか批評していましたが、私はそもそも、「中国政府が感染拡大を防止するためにゼロコロナ政策を進めた」とは全く考えていません。

主目的はＰＣＲ検査の強制、ＤＮＡデータの採集と人民の鼻の奥にマイクロチップを埋め込むことだったと考えています。それと併せて、反逆児をリストアップすること。AI監視体制の強化と実装のためでしょう。案の定、それを徹底した上海市トップだった李強は、第3次習近平政権のナンバー2（序列2位）に昇格しました。「上海はゼロコロナ政策で失敗したから李強はダメだ」と、チャイナ―・ウオッチャーもどきは事前にわぁわぁ解説していたようですが、果たしてどうでしょう？　違いましたね。だいたい、日本人的な発想でモノを考えて解析しようとすれば、中国共産党のセオリーには合致しませんよ。

彼らは新たな生物兵器を着々と開発しているはずです。中国共産党が「見えない兵器」をまたいつ使おうとしているのか？　2024年5月、WHOがパンデミック条約やIHR改悪を決める前のタイミングなのでしょうか？

それから、2020年のコロナ騒動、COVID‐19について私は当初より「パンデミックではなく、プランデミックだった」と総括しています。ファウチに論文が握りつぶされ、フランスのモンタニエ教授とも仕事をした経験がある研究者の女性が出演し、一部で話題沸騰となったドキュメンタリー「プランデミック」の内容を視聴したことが1つの理由です。YouTubeで配信されたこの動画は、何度も削除されています。関係者にとって、よほど都合が悪かったからです。

ただ、その動画だけではありません。世界統一政府の実現を目指す究極の支配層らで世界経済フォーラムの創設者クラウス・シュワブ会長も、以前から「グレート・リセット」を準備して推進していたことを知っていたからです。「恐怖」で制御管理し、AI監視社会を実現させるためにコロナ禍の演出、世界中を「従わせる」レッスンに出たと捉えました。

こういった私の推測は「陰謀論」ではありません。彼らが公の場で語ってきた動画が幾らでも残っています。長年かけて何世代にもわたり周到に計画し、あの手この手で進めてきた「陰謀」なのです。錬金もワンセットです。

監視社会とは、人々の行動を世界全体のベースで把握し、それを管理していくことです。具体的には、どの国の誰たちがどういう社会事象に対してどんな行動を取るのか、統計を取ったり、ビッグデータを解析することによって把握していきます。あらゆる情報を統合して、高度なAI監視社会を作るための基礎的システムを作り、整えてきたことを、世界経済フォーラムの主宰者たちは臆面もなく語っています。我々の体にチップを埋め込み、ハッキング可能な人間にするという野望も。

井上　日本でも、全然流行らなかったポンコツな「COCOA（ココア）」という新型コロナウイルス接触確認アプリがありました。巨額な予算をかけて構築したようですが、実際には多くが使った気配がありませんね。「いつ、どこで、誰と何分間接触したか」とか、移動経路などを把握するなど、監視社会の構築のための試みの1つでした。

河添　はい。そのバカバカしいことの実装を目指しているのが、ポチの日本を含めた西側世界と中国なのです。ですから、中国の「ゼロコロナ政策」は、完全にこの文脈上にあり、AI監視社会実現のためのシステム構築に最も成功して段階を前に進めたのが習近平政権ということになります。実際、世界経済フォーラムのシュワブ会長は、「習近平の中国は素晴らしい。これが世界のモデルになる」と絶賛しています。

私はもちろん、これを最悪の未来と考えている1人です。中国は「社会信用システム」を作り、あらゆる人を監視し、例えば私のように政府の政策に素直ではない人間だとすれば、飛行機に乗れないとか、高級な松坂牛は買えないとか、移動や食事といった基本的な生活においての行動の全てを監視、制御する実装を進めています。

アヘンからワクチンまで

河添　清朝時代の中国で起きたアヘン戦争から、近現代史の流れをお話させていただければ、彼ら支配層の正体と陰謀、さらにアヘンからワクチンにどうつながっているかをご理解いただけるかと思います。

東インド会社という社名は、誰でも教科書で習って知っているはずですが、イギリスだけでなく、オランダ、デンマーク、ポルトガルなど、ヨーロッパの様々な国にも拡大しています。

井上　東インド会社について、教科書には、香辛料や綿や絹の織物、お茶やタバコといった特産品をヨーロッパに運んだり、多様な商品の中継貿易で利益を得ていたと学校の授業で習いましたね。

河添　実際、植民地経営とともに最高の利益を上げていた主力商品は芥子から精製するアヘンでした。もともとアヘンは、医学的効能があって一部で使われていたようですが、よりドラッグ性の強い粗悪品にして、清国に売って錬金しまくっていました。挙げ句、清国の人民は頽廃的になり、機能不全に陥ったわけです。

19世紀のアヘン商売で大金を得ていたのは誰だったか？　アシュケナジー系ユダヤ人であり、欧州の王室や貴族らを巻き込んだ「黒い商売」のスキームだったと考えています。

そのアヘンからマリファナやヘロインなどの麻薬、フェンタニルなど合成麻薬、さらにはワクチンまで、結論から申し上げれば、同じ人たちの末裔が今もガッチリ利権を持ち続けています。

東インド会社の中核で作った「300人委員会」という組織があります。これは今日まで継続されていると考えられますが、これが現在のディープ・ステートの中枢であり、アヘンからワクチンまでの利権に深く関与していると解析しています。そのフロントランナーが、ファウチやビル・ゲイツであり、先ほどお伝えした通り、ブッシュ家は少なくともファウチ夫妻の背後にいるでしょう。そのさらに奥にはイギリス王室などもいるという構造です。

すなわち、当時のアヘンはインドで精製して清国に売って儲けていましたが、アヘンでは売り先が限られていたわけです。恐ろしいウイルスという見えない敵を演出し、そして「健康」を看板に「予防」という美しい名目で、ワクチンにすり替えて全世界に売りつけるビジネスモデルに進化させたのでしょう。兵器を国家に売りつけるのと同じビジネス構造です。

ディープ・ステート内部の攻防もあるはずですから、超支配層ファミリーの入れ替えや吸収は多少あるでしょうけれど、大枠のところ、利権はその300人委員会で継承されてきたとみるのが自然です。市場が広ければ広いだけ彼らの懐は潤うわけです。

「昔はアヘン、今はワクチン」ということです。事実、「芥子の一大生産地」だったアフガニスタンの位置づけが、民主党のバイデン政権になって、さっさと変わりました。そして、中国はいつしか、仕掛ける側でプレイするようになっていたのです。それがアメリカとの共同研究であり、フランスの軍事技術を使っての「新しい」武漢ウイルス研究所とP4実験室につながります。

習近平は国家主席になって間もなく、アヘン戦争の時代について「屈辱の世紀だった」と公言しています。そのリベンジはとっくに始まっていた、ということでしょう。

日立製作所とビル・ゲイツ

井上　失敗作のｍＲＮＡワクチンに代わり、今度は次世代型の〝安全なワクチン〟を作るという触れ込みで考案されたのが、ｍＲＮＡ型の中で「レプリコンワクチン」と呼ばれる「自己増殖型遺伝子ワクチン」です。〝世界で初めて〟日本で製造が承認されたということで、福島の南相馬《みなみそうま》市に巨大な製造サティアンができており、九州の久留米《くるめ》リサーチパークにも入り込んでいます。

河添　日本人が平和ボケしている間に、とうとう日本に生物兵器工場が作られてしまったってことでしょうか？　欲ボケと平和ボケの日本企業が、良かれと思ってレプリコンワクチンを世界やアジアに売っていけば、いずれは訴えられる可能性もありそうです。

井上　特に福島の巨大工場は、すでに２０２３年の夏からフル稼働を始めています。東日本大震災の原発事故後、無人地帯と化していた南相馬市に建てられたサティアンは、明治製菓ファルマとアメリカのアルカリスの合弁会社が経産省から莫大な補助金をもらって建設されたものです。私の現代適塾では、このサティアンがフル稼働する直前の春に、「バスツアー勉強会」を企画して多くの方に紹介しました。

現地に行ってみると、誰も住んでいない無人地帯に巨大な工場が建っており、隣りには日立研究所の半導体研究所があり、格納庫を備えたドローンの研究所もありました。小さなプロペラで飛ぶようなドローンではなくて、大型ドローンの研究施設のようです。さらにその海側には太陽光パネルが大変な面積に渡って敷き詰められており、実に異常な風景でした。

まさに、恵子さんがおっしゃったように、すぐに「生物兵器工場」にスイッチできる施設が作られているような感じです。そんなことが今の日本で、政府主導型プロジェクトとして現実に起こっているのですね。

河添　ビル・ゲイツと日立製作所が２００１年７月に交わした契約についてご存じでしょうか？　日立が開発したＲＦＩＤ（Radio Frequency Identification）というＩＣチップの超極小化技術があり、この無線周波数識別の技術にゲイツが目をつけたようです。これは、別名ミューチップと呼ばれるものですね。世界最小のチップといっても２００１年の開発当時は０・４ミリ角で厚さは０・１ミリ以下くらいのサイズだったそうですが、アンテナが内蔵された非接触ＩＣチップで、製造工程で情報を書き込むＲＯＭなので、書き換え不能で真正性が高いとされるものです。
これがその後の研究でどんどん極小化され、精巧化していき、2007年の段階では0.05ミリ角の基盤のなかに、128ビットのメモリを組み込んだものが発表されています。一辺が1ミリの20分の1です。さらに10数年経って、どこまで進化しているのでしょう。チケットなどへの利用はすでに実現可能とされていて、農作物などのトレーサビリティにも利用可能、糸に埋め込んだものもすでに発表されています。

井上　2023年5月には、日立製作所とアルカリス社がmRNAの配列設計技術に関する共同研究契約を結んでいます。しかも、この福島県南相馬市のアルカリスと明治製菓ファルマの合弁会社は、経産省から多額の補助金を投入され、すでに多くの種類のmRNAワクチンを作り始めています。普通、インフルエンザというのは12月くらいから流行が始まり、1月、2月にピークを迎えて終息します。その間、日本ではだいたい1000万人くらいが発症して病院を訪れ、1万人前後の人が亡くなるというのが例年のパターンです。
それが2023年は、それまで流行したことのない夏にインフルエンザが流行し、「これは大変だ」とマスコミに煽られてきたわけです。実は、南相馬のサティアンをはじめとする国内で20種類を超えるインフルエンザ用のmRNAワクチンを作っているのです。そ

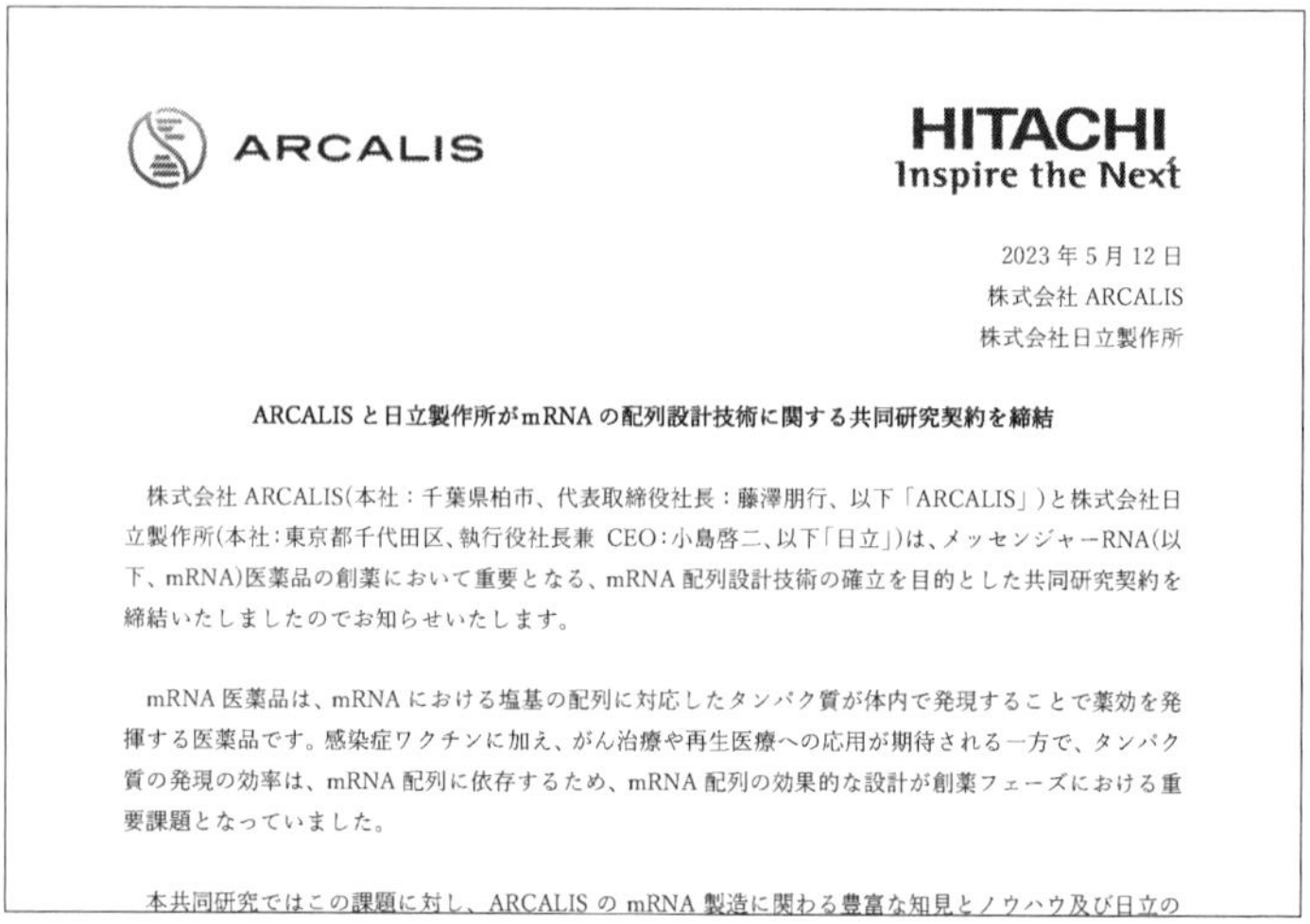

2023 年 5 月 12 日
株式会社 ARCALIS
株式会社日立製作所
ARCALIS と日立製作所が mRNA の配列設計技術に関する共同研究契約を締結
株式会社 ARCALIS(本社：千葉県柏市、代表取締役社長：藤澤朋行、以下「ARCALIS」)と株式会社日立製作所(本社：東京都千代田区、執行役社長兼 CEO：小島啓二、以下「日立」)は、メッセンジャーRNA(以下、mRNA)医薬品の創薬において重要となる、mRNA 配列設計技術の確立を目的とした共同研究契約を締結いたしましたのでお知らせいたします。
mRNA 医薬品は、mRNA における塩基の配列に対応したタンパク質が体内で発現することで薬効を発揮する医薬品です。感染症ワクチンに加え、がん治療や再生医療への応用が期待される一方で、タンパク質の発現の効率は、mRNA 配列に依存するため、mRNA 配列の効果的な設計が創薬フェーズにおける重要課題となっていました。
本共同研究ではこの課題に対し、ARCALIS の mRNA 製造に関わる豊富な知見とノウハウ及び日立の

ARCALISと日立製作所の共同研究契約発表のプレスリリース

して、サティアンの真隣には日立のミューチップ工場が建ち、両社は共同研究契約をしています。これは何を意味するのか？　日本という国がこの事実をどう捉えているのか？大きな疑問と危機感を感じます。

日本は「生物兵器を作ってはならない」と決めている国であるはずなのに、国が補助金を出して、世界中に輸出できるスケールでｍＲＮＡワクチンを作っています。ワクチンと言いながら、実態は遺伝子改変薬なので、ちょっと構造を変えるだけで容易に生物兵器になるわけです。

そして、その変形型が次世代の「自己増殖型レプリコンワクチン」というわけです。

河添　２０２０年当初からｍＲＮＡワクチン

の中に、ミューチップの最新進化版が入れられているのではないかという説を、私は幾つかの英字媒体や告発で読んだり聞いたりしています。その真偽は分かりませんが……。

ビル・ゲイツと日立との契約は朝日新聞で報道されていたアーカイブ記事で確認したのですが、2001年のその時にゲイツとサインをしたのは庄山《しょうやま》悦彦《えつひこ》元社長です。この方はその後に経団連の副会長を務めましたが、2020年6月にがんで亡くなりました。そして、2021年5月までの経団連会長は日立の社長だった中西《なかにし》宏明《ひろあき》さんです。任期中に悪性リンパ腫を患い、任期の途中で会長職を辞められ、同年7月に亡くなられました。日立の輝かしい時代を作ってきた方、その象徴的なお2人が経団連会長・副会長にまで上り詰め、相次いで亡くなりました。いろいろご存じだったはずですが……。お悔やみを申し上げます。

そして次、また経団連会長に就いたのは住友化学出身の十《と》倉《くら》雅和《まさかず》氏でした。「また」と申し上げたのは、以前も住友化学の社長を務めた米倉《よねくら》弘昌《ひろまさ》氏で、中国がとても好きだったとの噂もあった方が経団連の会長・名誉会長だったからです。

ディープ・ステートから気に入られなければ日本の首相にはなれないというか、首相になっても潰されたりしていますが、経団連の会長職も世界の支配層からのお墨付きがあってのことかと推測しています。製薬とチップ……。「健康」や「保健」、「公衆衛生」という看板で、我々「羊たち」を支配するディィープ・ステートの思惑がこういった関係性からも匂ってきますね。

愉快犯のように「予告」

河添 遺伝子組み換えによってワクチンを作る計画というのは、半世紀以上前からあったのだと私は認識していますが、面白いことにディープ・ステートは愉快犯のように「予告」をするのです。

その予告を先進国の我々に初めてしたのは、1992年4月下旬発行の英国「エコノミスト誌」だったと考えています。この「チェンジング・ユア・ジーンズ」という表紙です。

井上 遺伝子を注射で注入するという絵柄ですね。

河添 今からちょうど30年ほど前ですね。「エコノミスト誌」というのは、ご承知のようにロスチャイルド家やイタリアのアニエリ家などがオーナーで、ディープ・ステートが意

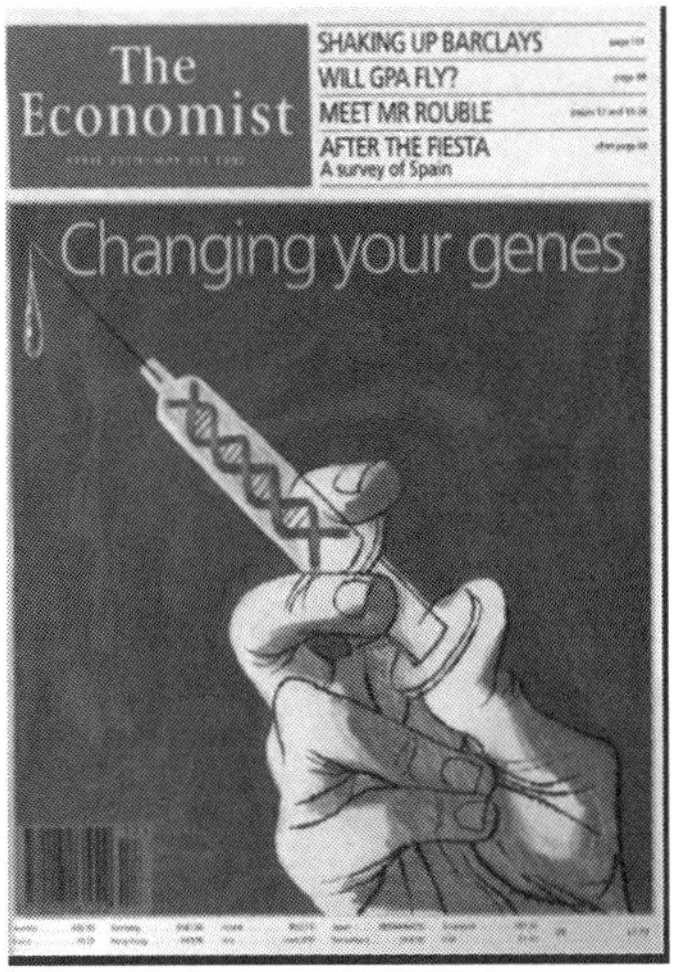

英国・エコノミスト誌は、しばしば「予告」に使われる

思表明をする時に使われてきた雑誌との認識です。

もう1つ、ジャック・アタリという旧フランス領アルジェリア出身のフランス人がいます。彼はユダヤ社会の重鎮で、欧州復興開発銀行の初代総裁、歴代フランス大統領のブレーンを務める超大物です。ロスチャイルドはじめヨーロッパのディープ・ステートの代理人とされていますが、このアタリの発言集があり、1981年から1986年に彼が言ったことをまとめた本から内容を紹介します。

「将来的には人口削減の方法を見つけることが課題になってくるだろう。もちろん我々は人を処刑したり収容所に送ったりなどという露骨な真似はできない。そうすることが彼ら自身のためなんだと信じ込ませることで、上手に彼らを間引いていくことになる。

そのために、何らかの事象、例えば一部の人を標的にしたパンデミックを起こしたり、経済崩壊を起こしたり、高齢者に悪影響を与えるウイルスを撒いたりといったことが考えられるが、まあ方法は大して重要ではない。とにかくこういう事件を起こすことで、弱い者や恐れる者は、これに屈服するだろう。愚か者はこの事件を信じ込み、何とかしてほしいと嘆願する。

そこで我々の出番だ！『これが治療法だ』と救いの手を差し伸べる。

こうして愚か者の自然淘汰が行われることになる。屠場に自ら進んで向かうようなものである」

井上　うーむ。これはこの3年間の日本の風景そのものじゃないですか！

河添　まさにそうです。1、2年前にたまたま見つけた内容ですが、奴らはやってるなぁーと。彼らは半世紀以上前から、「人口削減」を目標としています。これについても証拠はいくらでも出ています。この度のコロナ禍で、この狂気が全世界で推進されてバレました。

ですから、グローバル化とは何なのか？　世界の支配層は我々の生命財産を守ってくれる類ではないどころか、真逆の人間たちであることに気づき、まず目を覚まさなければなりません。

井上　なるほど。グローバリストと呼ばれるエリート側には、半世紀以上も前から「人口を減らそう」という強烈なモチベーションがあることは公然の事実なのですね。

河添　もう一つが『ビルダーバーグ倶楽部』で、2006年にダニエル・エスチューリンが上梓した本です（山田郁夫訳・バジリコ出版）。彼は旧ソ連のリトアニア出身で、祖父がKGBの部長で1980年3月に一家は反ソ的活動によりソ連から追放されたそうです。祖父がKGBの部長で1950年代は対敵諜報部員だったと。その関係でKGB、MI6やCIAからも多くの情報が得られ、どのジャーナリストよりも信頼度の高い詳細な機密情報を持っているとされる一人です。特にビルダーバーグの権力掌握については、多角的な分析から衝撃的な事実をいくつも掘り起こして何度も命を狙われたようです。

長らくカナダのトロントに住んでいたようですが、スペイン首都マドリッドに移住して執筆活動を続けています。最近の拠点はどこなのかは分かりませんが、動画では流暢なスペイン語を話しています。

その、エスチューリンの『ビルダーバーグ倶楽部』第4章に、次のように書いてあります。

「世界経済フォーラムとは、IMF、世界銀行、ロックフェラー財団といった団体と、ジョージ・ソロス、ビル・ゲイツ、ビル・クリントンなど個人が一緒に仲良くやる組織だ。

しかも、バラバラの方向に進むのではなく、みんなこぞって中央集権の基盤構築、グローバル政府樹立のただ一点を目指す。そして精巧な体内埋め込み用マイクロチップの特許権を買収したばかりで、事業展開もしていない企業に『テクノロジー賞』を授ける。

これはどういうことなのだろうか。そこには1つ小さな秘密がある。

世界経済フォーラムの主要な目的は、全人類に予防接種を施すことだ」

ディープ・ステート側は、世界中の人類を試すこと、遺伝子組み替え人間を創造すること、何らかのチップを埋め込み我々をコントロールすることを目指しているのは確かな事実でしょう。だから、私の中では陰謀論でもなんでもなくて、コロナ禍になった時に「現実に来た!」と思いました。

とはいえ、恐れるばかりではいけないし、これを冷静に考えて、自分がどのように今後対処し、生きていくかということを考えるきっかけになったと思います。

チャッピー　なんだか悔しいですね。「思いやりワクチン」だなどと言われて、みんなのためにという美名でワクチンを打たせたくせに、本当は騙される「無知な人」とか「愚か者は自然淘汰されても当然」と考えていたというのは、許せないですね。日本人も、本当のことに早く気づいてほしいですね。

河添　はい、一人でも多く目覚めることを願っています。子どもの頃から考えても、井上先生が先におっしゃった通り、同じワクチンは2回しか打っていませんし、さらに先生が教えてくださったことは、普段はあまり意識していないけれど、人間の免疫力は唾液や強い殺菌作用のある消化液などと共に強力に働いてくれるからこそ、様々なものを食べてもお腹を壊さず、病原体にもやられずに健康でいられるわけですよね。

井上　ウイルスでも細菌でも、病原体が人体に入ってくる入り口は、口や鼻の粘膜や皮膚などですね。そこが非常に強力なバリアになっています。しかし、今回の新型コロナワクチンに関しては筋肉注射ですから、人体の通常のバリアを経過せずにいきなり筋肉内に注射するので、自然の免疫的関門を通らずに、病原体がいきなり体内で生まれたことになります。生物としてこんなことは、普通は起こり得ないことです。

だから、こういうルートで免疫刺激をするというのは、ワクチンの基本設計として初めから間違っているのです。しかも、自分の体内で病原体のスパイクを産生する細胞は〝感染細胞〟と見なされて免疫細胞に殺される運命です。現代の医者はそういう最も基本的な生物学的知識を知らないわけです。生命現象が机上の分子生物学やゲノム科学の理屈だけで成立すると近視眼的に考えられており、疑うこともなく、良かれと思ってワクチンを打っているわけです。

恵子さんもBCGを接種されたと思いますが、これは皮下組織で免疫系を刺激します。そして食物は口を経由するため、こちらは粘膜系ということになります。病原体やワクチンも、この粘膜刺激を介する系が、生物学的に正しい曝露ルートなのです。

それを、深い筋肉の中に直接病原体の遺伝子を打つなどは、免疫学のイロハを無視した非常識な非科学的行為です。しかし、大半の医者がそのことの危険性をきちんと認識できずに接種しています。医者でもこの程度なので、一般の市民が安全だと思い込んで打ったのはやむを得ないことだったと思われます。

専門家がきちっとした知識を持たないということが、いかに怖いことかを思い知らされますね。

武田薬品工業とモデルナ、中国との関係

河添　ファイザー社の話は出ましたが、モデルナ社に関する話がまだ出ていませんから、知る限りの重要な関係をここでご紹介しましょう。武田薬品工業がモデルナのことを後押ししていたことはご承知のとおりですが、同社の2015年からのCEOはフランス人で、リオン大学卒のクリストフ・ウェバー氏です。

そして、コロナ禍以前はワクチンや薬など何も市場に出したことがないモデルナ社のCEOに就任したステファン・バンセルはユダヤ系フランス人で、彼の前職はビオ・メリューのCEOでした。フランスの第2の都市リオンを拠点とする、アラン・メリューという人物の会社です。

じゃ、メリュー氏とは誰か？　ということになりますが、中国と半世紀以上、保健衛生の分野で深い関係を持った重要人物であることが分かりました。自身で起業して上場した

ビオ・メリュー社の他に、少なくとも2社の大株主で、1社は免疫療法に関わるトランスジェン（Transgene）、もう1社は食品安全から農業用化学薬品、化粧品などを扱うグローバル企業で、世界26カ国に支社があり、中国にも4カ所に研究所を持つニュトリシエンス（NutriSciences）です。その他、メリュー財団などを運営しています。

中国武漢に「新しいラボ」を設立する、すなわちP4実験室を備えた新たな武漢ウイルス研究所の設立のための資金集めの受け皿として「フランス中国基金会」が発足した時、フランス側の運営委員長に就いたのがメリュー氏でした。ちなみに、同基金会のフランス側メンバーには、前述したユダヤ社会の重鎮でディープ・ステートの一員とされるジャック・アタリの名前もあります。

2014年3月に習近平国家主席が渡仏した際、リヨンのメリュー生物科学研究センターを見学して、「『新しいラボ』の建設は中国の公衆衛生にとって大変に重要であり、中国とフランス両国の協力の素晴らしい象徴」などと演説したことも報じられています。

井上　なるほど。全てが繋がっているのですね。

河添　はい。モデルナ、アラン・メリュー氏、そして武田のクリストフ・ウェバーCEOは、フランスのリオンでつながるディープ・ステート閥だと解析しています。しかも、中

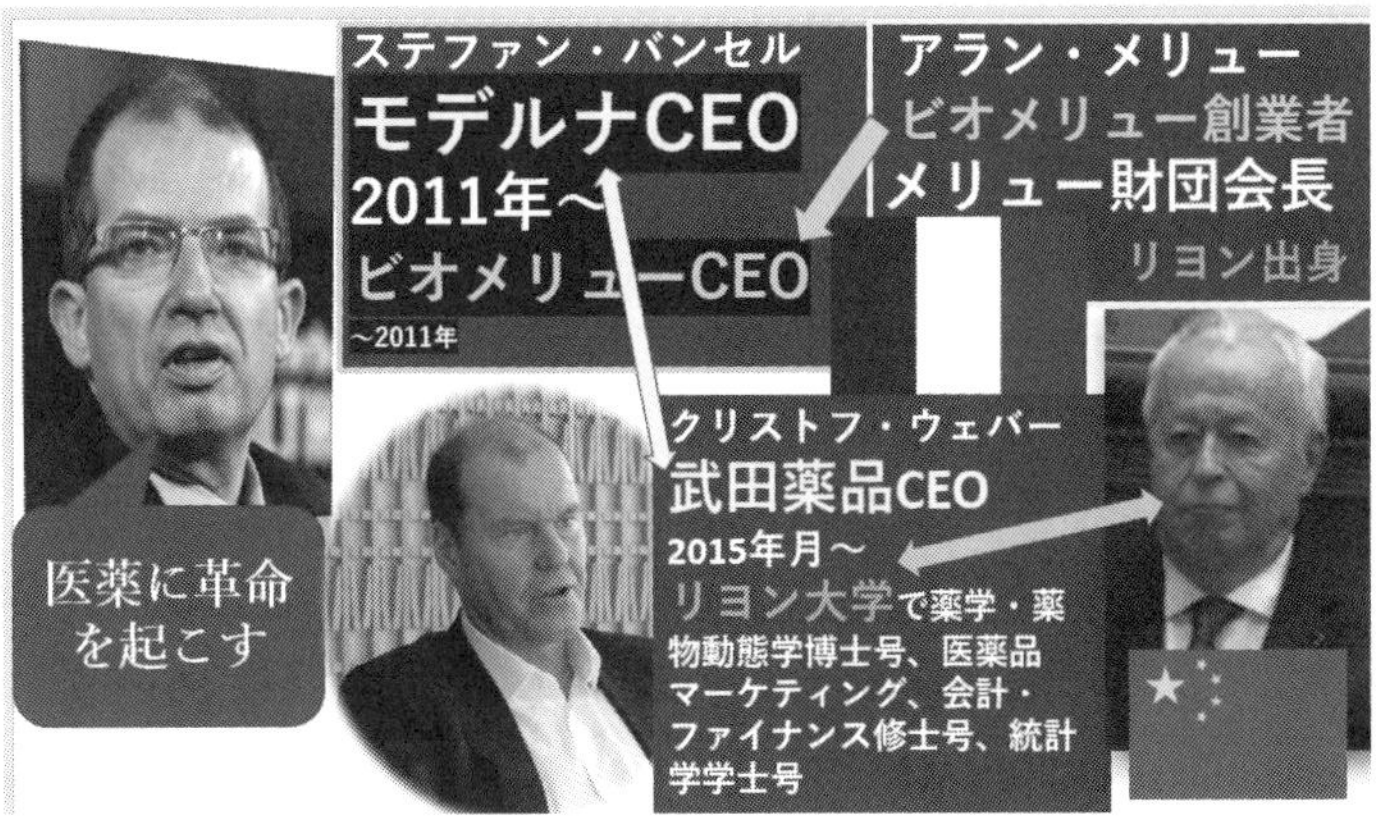

モデルナと武田薬品とメリュー財団をめぐる関係図（© 河添恵子）

国とも深淵な関係がある人物アラン・メリュー氏が含まれているわけです。

　中国は、２０１８年の12月に「中国改革開放40周年を祝賀する式典」において、外国人10人にだけ「中国改革友誼章」を授与しました。その中には、亡くなった松下幸之助さんや大平正芳元首相、シンガポール共和国「独立の父」リー・クアンユーなども入っていましたが、数人の存命者は授賞式に登壇しました。

　そのうちの一人が、世界経済フォーラムのクラウス・シュワブ会長、そしてもう一人はメリュー財団のアラン・メリュー氏だったのです。今回のパンデミックが起きる以前に「中国改革友誼章」を授与された数少ない外国人という点でも、中国にいかに深く関与してきたかの説明は不要かと思います。このメリュー氏の部下だったのが、モデルナというベンチャー企業のステファン・バンセルCEOだったわけです。

メリュー家と彼の妻の出身地リヨンは、フランスのなかでも最も中国との関係が古い地で、リヨン駅周辺に最初のチャイナタウンが形成されました。同国への中国系移民は、古くは第一次世界大戦時の労働不足による広東省とベトナムからの労働移住者たちでした。働きながら学べる「勤工倹学」プログラムで同国に渡ったなかには、周恩来、鄧小平、科学者の銭三強、文学者の巴金などがいます。1921年7月に中国共産党が結党し、フランスにも「中国社会主義青年団」が結成され、周恩来が青年団の総書記に就任しました。同時期に、中国が海外に設立した唯一の大学系機関がリヨン中仏大学でした。かつて大学があった場所は、今は記念跡地になっているようです。

WHOとWEFとアジェンダ2030

井上　今回のmRNAワクチンは、RNAを分解されにくいように化学修飾して脂質ナノ粒子に入れてあるわけです。その一番外側には細胞に取り込ませるためにポリエチレン・グリコール（PEG）が使われています。実は、現在使われているPEGも中国製であり、そういう意味でも中国がワクチンの製造工程にディープに関わっているわけですね。

チャッピー　このPEGに関してわかっているのは、シノペック上海という中国共産党傘下の企業が提供しているのですが、ファイザーのワクチンとも関連があって、ビオンテックにもPEGを提供しています。

河添　習近平は、この1年あまり、アメリカの政治家らとまともに面談してきませんでしたが、WHOを表と裏で資金で動かすビル・ゲイツとは面談をしました。二人は世界支配の権力構造において仲間というか、利害関係の一致している部分が多くあるからでしょう。先生、先ほど紹介したフランスのリオン閥と中国の深淵な関係然り、ビル・ゲイツとの関係然り、こういった事実の積み重ねがあっても、ウイルスが「漏れ出て中国政府が焦った」とのお考えは変わらないでしょうか？　中共はmRNAワクチンの製造に深く関与してきた錬金する側であり、コロナ禍の演出でも模範プレイヤーですよ！（笑）

井上　実に根深い問題が存在していますね。かつては戦争こそが一番儲かるビジネスだということで、「軍産複合体」というユニットが最も権力に直結していたわけですが、今や、それに取って代わる形で医療が、医療と医薬産業の「医産複合体」が「健康を商品化する」ことで大きなビジネスになっていますね。

しかも、世界中の誰もが健康に対する不安は持っているので、その恐怖心を巧みに操ってビジネスを広げていく。まあ、そのついでに「間引けたら一石三鳥になる」というような魂胆なのでしょうね。

河添 人口削減は戦後日本において、巧妙に進められてきました。誰も彼もが一気に死んでしまったら市場は大縮小してしまうから、陰謀側は儲かりませんよね。だから、例えば巨大化学産業（メガ・ファーマと同じ）が、食料生産や食品生産の分野に入り込み、農薬や保存料や添加物とか乳化剤とか、遺伝子組み換え食品（GMO）とか、近年ならゲノム編集された食品とか、コオロギの粉末とか、体にいいか悪いか分からないシロモノを食品や環境に投入しています。

それにより次々と不可解な病気に陥り、不妊カップルが増え、病院や薬のお世話になり、体調不良のまま長生きさせられてきました。日本は、彼らにとって「簡単に騙せて長く儲けられる市場」として位置づけられてきたわけです。

井上 日本人の死因の第一位ががんだということは、皆さんご存じだと思いますが、いわ

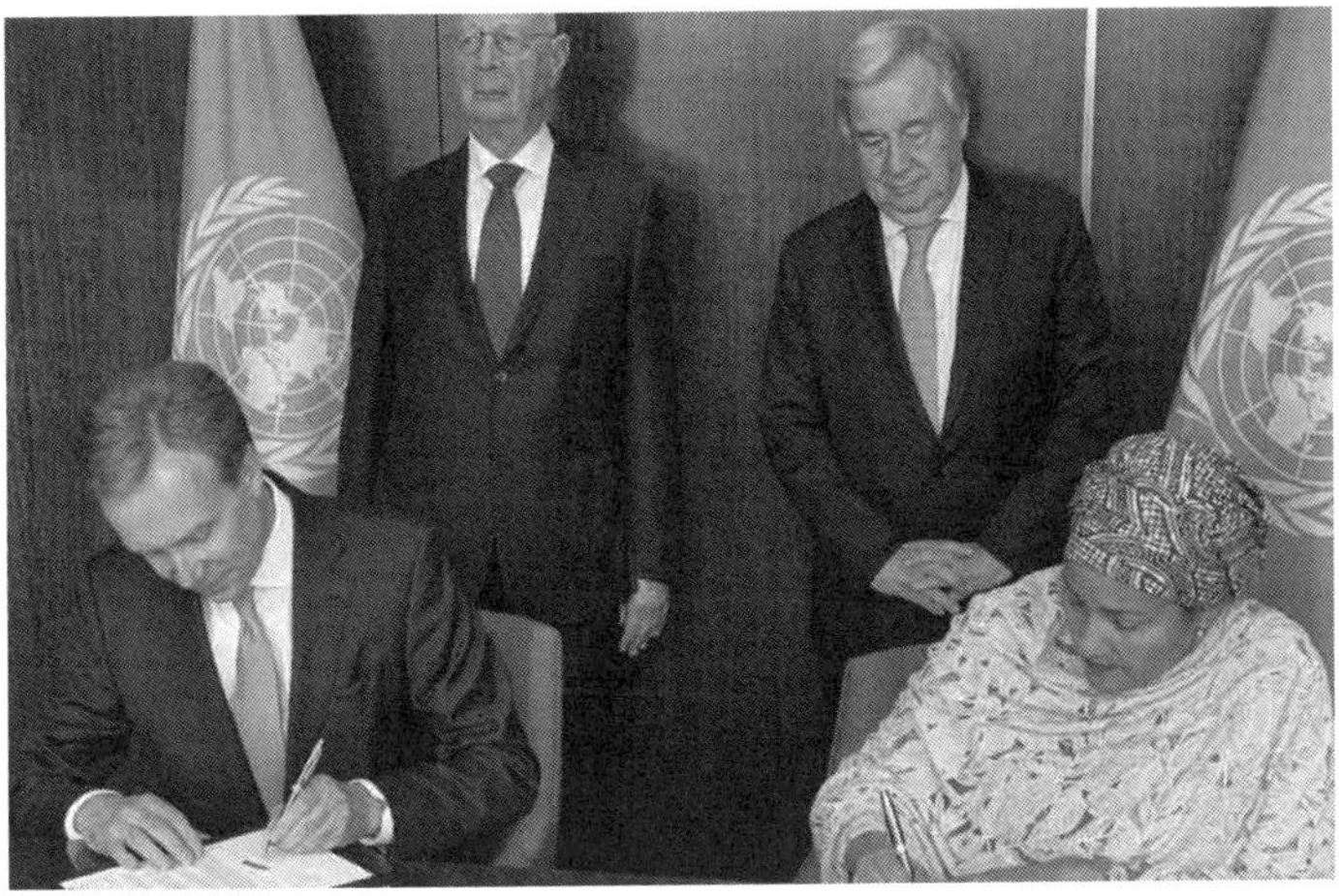

アジェンダ2030の調印式
（左後ろ：シュワブWEF議長、右後ろ：グテーレス国連事務総長）

ゆる欧米先進国ＯＥＣＤでは、ここ数十年がんによる死者数は全て減っているのです。しかしただ一つ、日本だけはがんで死ぬ人が増え続けています。

１９９０年代に、アメリカ議会で「抗がん剤が全然効いていない」という議論があり、その後「抗がん剤」による治療が大幅に減ったわけです。アメリカでほとんど使われなくなった抗がん剤がどこへ行ったのか？　実はその時期に、圧倒的に日本に薬が入ってきて、それ以後、日本だけでは「がん死亡者が増え続ける」状態になっています。

日本は効かないがん治療薬の最終処分場にされ、それで一人負けしているのです。

今回の新型コロナワクチンでの一人負け状

態と全く同じ構造ですね。

河添　いったい誰が、こうした筋書きやナラティブを準備し推進してきたかですね。300人委員会にも名を連ねているはずのロックフェラー財団が、食や医療・健康分野の中枢に長らく君臨してきました。強面のデビッド・ロックフェラーも死にましたし、その後釜がビル・ゲイツとその財団という噂です。

それから、日本では全然報じられていませんが、コロナ禍のゴングが鳴る前の2019年6月に、国連と世界経済フォーラム（WEF）は「アジェンダ2030」の戦略的パートナーシップの枠組みに関する覚書に署名しています。世界統一政府の樹立を目指し、1つのチームとして働くことを誓い合ったのでしょう。

そのアジェンダを資金面と運営面で管理するのが、ブラックロックという世界最大の資産運用会社です。我々日本人の年金を含め、世界中からお金を集めて運用したり、多国籍企業の最大株主になり、年間の運用資産額は2000兆円近いとも言われる巨大企業です。アメリカのスタンダード＆プアーズ500（S＆P500）の株価指数を構成する企業の80％以上において、持ち株比率の上位3位までに入っています。ファイザーもモデルナもCNNもFOXも。ブラックロックこそがまさに、ディープ・ステートの持ち物です。

一方、世界経済フォーラムは、日本を含めた世界の政官財のスーパーエリートを養成してきました。ただその実体は、国家を売り渡し、世界統一政府樹立のために働くエリートを子飼いにしてきた組織です。例えば、通称「デマ太郎」こと河野太郎デジタル大臣などは、通称ダボス会議の年次総会に2023年、2024年と連続で参加しています。

しかも、2023年の9月1日に、内閣感染症危機管理統括庁が発足しました。日本政府は、これまで厚生労働省と内閣官房に分かれていた担当部門を一元化し、感染症危機対策の支援組織を首相直属の常設組織として設置しました。

内閣官房のホームページを見ると、こう書いてあります。「感染危機に関わる各省庁などの対応を、各省庁から一段高い立場で評価する」。つまり、永田町の一番上のところに、この内閣感染症危機管理統括庁が置かれたわけです。

井上　内閣感染症危機管理統括庁の長官、担当大臣は、LGBT理解増進法成立のために旗振り役をした新藤義孝氏、そして実質トップの危機管理監は栗生俊一氏です。この人は元警察庁長官で、内閣人事局長、内閣官房副長官まで兼任するスーパーエリートです。この人事は警察権力をもって完全にコントロールするぞ、という意思表示でしょうね。

河添　2024年5月に開かれるWHOの総会で国際保健規則（IHR）の改悪案が可決し、

パンデミック合意が通ってしまえば……。国家主権は無いも同然の国体に成り下がります。ところが国民はおろか、多くの政治家も、目の前に差し迫るこの大きな危機に気づいていないようです。

ただ、国連側と世界経済フォーラムとの間でヘゲモニー争いも少なからずあるようです。世界経済フォーラムのクラウス・シュワブ会長は、2023年9月9日にはこんな発言をしていました。

「国家に対する完全な支配権を我々（世界経済フォーラム）に与えるべきだ」と。すなわち、WHOとWEFとの間で主導権争いが起きているようで、支配層も決して一枚岩ではないことが伺えます。

さらに、米疾病対策センター（CDC）が2024年2月5日、東アジア・太平洋地域を管轄する地域事務所を東京都内に開設しました。来日したCDCのマンディ・コーエン所長は「日本と協力して世界的な感染症など公衆衛生上の脅威に迅速に対応する」と述べたとか。彼らも、〝ポチ日本〟を手放さないために、主導権争いに割り込んできたのでしょうか？

いずれにせよ、ディープ・ステートが感染症という〝有事〟を演出してこそのヘゲモニー争いであり、茶番です。

井上　日本とアジア諸国を直接統治するための基地を改めて作ったわけですね。感染症対策を名目にしたGHQの再来、まるきり総督府そのものです。アメリカは、属国・日本の利権を手放さないぞ、という意思表示でしょうか。

「科学の全体主義」

井上　WHOは公衆衛生や保健を武器化することで、支配のためのツールとして利用されているわけです。そもそも現実には誰が出資しているかというと、国家ではなく、公衆衛生に巨大な利権を持つNGOなどであるわけですよ。最新の資料では一番の出資国がドイツに変わったようですが、それまではずっと出資額一位だったアメリカよりも、ビル&メリンダ・ゲイツ財団と、同じく彼らが実質的オーナーであるGAVIアライアンスの出資合計額のほうが遥かに多額です。

WHOのことを国連機関だと誤解している人が多いですが、法的には政府間協定によって作られた「国連とは独立した専門機関」なのです。現在は特に一部の強大な出資者によって私物化され、その思惑に左右される機関になっているのが実態です。本来求められていたように、加盟194カ国の利害を調整して動いているわけではありません。

事務総長のテドロスは、そうしたステークホルダーの提灯持ちに過ぎないのです。

河添 そうですね。では、WHOはビル&メリンダ・ゲイツ財団のものなのかというと、それも微妙に違いますよね。財団への出資者らが本当の黒幕であり、複数いるわけです。ロスチャイルドやロックフェラーとか、カーネギー家やメロン家とか、イギリス王室もそうでしょう。それに中国共産党か習近平一派の資本も入っていると考えられます。資本こそが権力なのです。ビル・ゲイツは、ディープ・ステートの顔とも言える重要プレイヤーになっていますが、表を渡り歩く駒の1人であり、大奥が控えていると考えるべきです。

井上 我々のような医師は、この半世紀以上の期間、WHOが世界の保健医療や公衆衛生を中立公正な立場からコントロールする素晴らしい組織であると信じてきたわけです。恐らく、9割9分の医者がそう信じていると思います。私自身、若き日には、将来はWHOなどに勤務して世界的に活躍したいなどと思っていました。それがフタを開けてみると、実はとんでもない凶悪組織になっていました。

いつからこんなに腐り始めたのかは分かりませんが。

河添　私は設立当初から体質は今と同じと思っています。「恵まれない人たちを助ける」的な美しい大嘘で包み隠した犯罪カルテルと同根だと思っていました。もちろん、現場で働くスタッフの大多数は善意と思いますが、問題は設立側の人間の話です。共産主義者すなわちグローバリストは、「美しい看板」で我々を騙します。国連や左翼は第二次世界大戦後、平和、平和と長らく叫んでいましたが、それは「戦争」との対義語なのです。裏で戦争を起こし、平和を演出し、救世主に見せかけてきた悪魔です。

それとコロナ禍以降、調べてわかったことですが、ビル・ゲイツがアフリカやインドで「ポリオ撲滅」を名目にやって来たことは「人命救済」ではなく「人体実験」だったようです。

井上　ゲイツがこれまでアフリカやインドにやらせていた役割が、今度は日本に代わるということでしょうか。ｍＲＮＡワクチンや数匹のネズミでしか実験をしていなかったレプリコンワクチンの人体実験を日本人で行う予定です。

しかも、それを世界にどんどん売れるような仕組み作りの土台にあるのが福島のワクチン製造サティアンということです。

河添　調べていて、意外というか面白いと思ったのが、アメリカ国内では「ワクチンを打ちたがらない民族」が顕著にいるようです。黒人の接種率が低いのです。

井上 あー、それは白人社会を全く信用していないからですね。

河添 そうなんです。彼らは常に政府や権力者らの実験台にされ続けてひどい目に遭ってばかりきたから、信用しないのです。

井上 アメリカの黒人たちは、20世紀に入ってからも「ミシシッピ盲腸手術」と言われる不妊手術をさせられてきた歴史などもあり、人を簡単に信じていたら生きてはいけないという厳しい歴史を歩んできたのです。逆に日本には、人を信じなければ村八部にされて生きていけないという文化があるわけです。日本の文化はたしかに素晴らしいけれど、彼らの略奪文化と正面から戦うと、圧倒的に略奪されてしまう側になるのですね。

今、日本民族はそのような危機に瀕しており、我々が良かれと思ってやってきた医療の分野でも露骨に馬脚を現したのが今回のワクチン政策だったと思います。

河添 ご自身がワクチン3回接種後にがんになられた立憲民主党の原口一博議員とか参政党とか、一部の野党議員だけがこれと戦うと明言しています。しかし、岸田政権は7回も打った国民に対しても、さらに打たせようとしています。過剰在庫の問題や接種回数によって自治体にインセンティブが出るといった話もあるようですね。

井上　世界の中でコロナワクチンを今なお大規模に接種し続けているのは日本人だけです。世界のほとんどの国は2～3回までで終了しており、イスラエルでも3回以降は打たせていません。危険であることが分かり、推奨しなくなったのです。

河添　イスラエル人もバカではありません。危険性がバレてしまい「これ以上、推奨できなくなった」のです。ネタニヤフ首相が、いかに国民全てにワクチンを打たせるか、ファイザー幹部から指導を受けていたことも、すでに暴露されています。

それにしても、コロナワクチンの危険性を十分把握していて、自身や家族には打たせていないのに、他者には「打ちましょう。打つべきだ」と推奨してきた類、特に影響力のある立場の人間は、公開処刑になるべきだと考えています。日本人のジェノサイドですし、殺人罪でもあり、殺人幇助をしているのですから！

井上　今、日本の岸田政権は完全に棄民政策を進めているわけです。日本人を捨てて売国政治を暴走させていると思います。医学の分野から見ただけでも、なぜこんなにひどいことができるのかと愕然とします。

河添　悪魔思想の人間のポチに成り下がったからです。野心と保身ゆえに。

井上先生たちはもちろんのこと、日本の医師の多くは「人を助けたい」「みんなの役に立ちたい」と考えていらっしゃると思います。もちろん、一部にはお金儲けを目的に医者を目指した人もいるでしょうけれど。ただ、いつごろからか、優秀な医師や学者が同調圧力に屈したり、札束で専門性を操られることに対する倫理的抵抗感がなくなってしまっているわけですね。

2022年9月下旬に開催された世界経済フォーラムの「持続可能な開発インパクト会議」に出席した、国連グローバルコミュニケーション担当で事務次長のメリッサ・フレミング氏が、「Tackling Disinformation（偽情報への取り組み）」と題されたパネルに登壇し「我々は科学を所有している！　世界はそれを知るべきだと考えている！」と堂々と言い放ったのです。

以来、私は「科学の全体主義」という表現を使うようになりました。イーロン・マスクがツイッターを買い取ったことで、「科学の全体主義」の流れへの徹底抗戦が始まっています。挙げ句、国連や欧州連合とは死闘を発展しています。欧州委員会の副委員長は2024年1月に、「偽情報や誤情報をホストしている最大のプラットフォーム」としてXを名指ししました。さらに、イーロン・マスク氏が何をしているのかを「監視する」とも付け加えたのです。この声明は、ソーシャルメディア企業にいわゆる「偽情報」の検閲を強制する、最近施行されたEU法（デジタルサービス法）の直後に出されました。死闘です。

井上　科学自体は中立であって、良いことにも悪事にも使えるわけです。

アインシュタインの「$E=MC^2$」に罪はないわけですが、それで原爆も水爆も作れてしまう。科学の進歩には宇宙観すら完全に変えてしまうほどの起爆力があります。

河添　科学者・研究者のみならず、大企業もそうですが、どうしても潤沢な研究費が必要です。札束で叩かれ、良いポジションを提供され、そちらに流され、ディープ・ステート側の罠にかかったまま……。で、南相馬市にとうとうサティアンですか。

マスメディアも似たり寄ったりですが。大事件でスクープを握り暴露しようとしたり正論を押し通そうとすれば、クビにこそならなくても窓際族か子会社に放出でしょう。例えば、ロッキード事件、JAL墜落事故、9・11など、日本でも過去に不可解な「自死」は幾らでもあったのです。

ノーベル賞という「人参」

井上　新型コロナウイルスに対するmRNAワクチン開発のために重要な貢献をしたということで、カタリン・カリコとドリュー・ワイスマンに2023年のノーベル生理学・医学賞が与えられたことなどはその典型的です。この暴挙に対して、多くのノーベル生理学・医学賞の受賞者は「血塗られたノーベル賞だ」と言って激怒しています。

日本ではまるきり報道されませんが、当のワイスマン自身が2018年にNatureに発表した論文で、「このワクチンは血栓を生じ、ヒトの血管を障害するおそれがある」と警鐘を鳴らしていたのです。そして、そのおそれは現実となり、多くの人命や健康を奪うことになっているわけです。世界的には、新型コロナワクチン接種後の死亡事例や多様な後遺症に対する訴訟が激増してきたタイミングで、ノーベル賞を与えて「全ての影を消してしまおう」という意図だと考えられます。

しかも、新型コロナの機能獲得実験を先導してきたアメリカのアンソニー・ファウチに対して2023年には旭日重光章を、そして2024年には「稲盛倫理賞」を授与しました。

これは『悪い冗談を超えたパロディー』であり、日本人のバカさ加減を世界に曝け出すことに貢献するスキャンダルとして歴史に汚点を残します。

本当に薄汚い手を使うものです。

河添　2020年のノーベル生理学・医学賞は「クリスパーキャス9」というゲノム編集技術を開発した研究者に対して与えられました。基礎研究の部分は日本人学者の功績なんだそうです。そのゲノム編集は遺伝子組み換え技術と違うから安全だという方もいるようですが、将来的にそれがどんな影響を及ぼすのかは、やはり未知の世界ですよね。

それにしても、ノーベル賞もいつの間にかディープ・ステートの道具と化してしまったのですね。

井上　アルフレッド・ノーベルはダイナマイトを発明し、次いでバリスタイトという無煙火薬を発明して各国の軍隊に売りまくって巨万の富を築いたわけです。彼の兄が死んだ時に、アルフレッド・ノーベルが死んだと誤解され、多くの市民がお祭り騒ぎをしました。自分がそれほど恨まれていることを知り、その贖罪の意味も込めて作ったのがノーベル財団ですが、今ではノーベル賞を「人参」として巧みに使う形で力を発揮しています。

大変厄介なことに、日本人はこの賞を異常にほしがる民族であり、ノーベル賞を取れば誰でも神様みたいに誤解してしまいます。

そんな民度や研究費を欲しがる根性が利用され、京都大学の教授が死んだサバのような目つきで「遺伝子ワクチンは安全です。後遺症はデマです。副反応は必ず治ります。他者のために打ちなさい」などと言わされているわけです。

河添　iPS研究所長の山中伸弥教授！　私は山中教授を尊敬していたのですが、あのCM出演を境に……。あれだけ影響力のある人が「打ちましょう」というプロパガンダに利用されてしまったので、もうこれで日本は終わりだと思いました。母からも、「あなたが尊敬していた山中教授が言っているのに、それでもコロナワクチンはダメなの？」と尋ねられ、一層腹立たしい気持ちになりました。

井上　彼は有名で影響力のある学者ですが、あれを言わされたことに対して罪の意識を感じたのか、2023年春に京都大学のiPS研究所長を辞任して平教授に降格しました。

しかし、研究所長職を辞めたことで彼の反倫理的発言やワクチン被害者たちの命が還ってくるわけではありません。学者として「国民に対して何があったかをきちっと伝えなくてはならない」と思っています。そうでなければ彼は二度と国民の前に顔を出すことはできないはずです。

河添　山中教授は、危険性を理解していなかったんですか？

井上　いや、彼の発言時の顔つきを見た瞬間に、「言わされていること」が一目瞭然でした。将来的研究の発展が見込めないことから、2019年にiPS研究所の研究費が大幅にカットされることが決まっており、2020年3月に復活折衝の機会があったようです。その際に北海道大学の西浦博氏との対談がセットされ、「ワクチンを打たなければ10万人死ぬ」などとバカなことを言わされたわけです。

天下のノーベル賞学者からそのような言質《げんち》を取ったことへのご褒美と思われますが、「8割おじさん」と呼ばれる西浦氏は京都大学の教授に栄転しました。そして、2023年11月には「9割の人たちがワクチンで救われた」などとバカげたことを発言し、筑波大学の掛谷英紀《かけやひでき》先生などから完膚なきまでの批判を受けています。

それに加え、「中国人旅行客が2020年初めに持ち込んだ新型コロナにより日本人が集団免疫を獲得していた事実」などを、故・安倍晋三首相にレクチャーした上久保靖彦《かみくぼやすひこ》教授が京都大学を追われ、2024年5月にはウイルス学の宮沢孝幸《みやざわたかゆき》准教授も京都大学を去ることになりました。

現在の日本から「学問の自由を守るために権威と戦う大学」は完全に消滅した状態です。

一つはっきり言えることは、「権威を鵜呑みにしてはいけない」ということです。大学教授が何を言おうが、まずは自分の頭で考えることが大事です。自分で見て、聞いて、読んで、考える。これが今の日本国民に一番欠けている要素です。

河添　アカデミーはディープ・ステートの持ち物だからです。タレントや似非文化人、私は〝電波芸者〟と呼んでいますが、ワクチン推進で利用されてきたようですね。また、ワクチンを否定的に語った方は、早々にパージされました。

井上　テレビというのは、もともと宣伝媒体であり、スポンサーの洗脳装置です。物事を「あるがままに見ること」がいかに難しいか、ということですね。

河添　ロシアが世界に誇る19世紀の大作家フョードル・ドストエフスキーは、現代の我々にも生き抜くヒントとなる様々な名言を残しています。その1つが、「賢く行動するには、知性以上の何かが必要」です。

「何か」について、何を浮かべますか？　本能？　勇気？　それとも？

ドストエフスキーは、悪を恐れませんでした。彼は悪に立ち向かう道徳的な不屈の精神をもはや持たない社会を恐れていました。私も同じです。「勇敢さ」は最高の武器だと考えます。何も考えていない人たちは論外ですが、今、同調圧力に負けてしまえば明るい未来がありません！

キー・ワードは「不服従」

チャッピー　ヨーロッパなどでは「目覚め」というか、保守政党が得票を大幅に伸ばしたり、正義の科学者とか医学者が次々と声を挙げ始めているという希望も見えてきている気がするのですが……。

河添　欧州各国の議会でも、超過死亡者数のデータを出しながら議会で討議をしたり、訴訟も進んでいるようです。ヨーロッパはそもそも多言語ですし、識者たちも農民たちもそれぞれ関係する情報が流通し合っており、シュワブ会長はじめ世界経済フォーラムを大声で批難しているし、アメリカのポチになるつもりもないから、激しく抵抗を始めています。

ドイツ、フランス、ベルギー、オランダ、ポーランドなど、ヨーロッパの各国各地では1月～2月に農家のトラクターやトラックが次々と道路を埋め尽くし、あちこちが燃えたり破壊されたり、飼料や肥料が投げ込まれたり捨てられたりして、機能不全に陥っています。

Xで拡散された動画ですが、欧州議会で2023年9月に演説したドイツの議員のクリスティーン・アンダーソンさんは次のように語っていました。「彼ら（悪魔の支配層）はコロナ禍の圧政を復活させようとしている。皆さんには、是非とも同調しないでいただきたい。単純にノーと言ってください。マスク着用を求められたらノーと言う。もう1回ワクチンを打って欲しいに対しても、ノーと言いましょう。彼らが外出禁止令を課したなら、ノーと言いましょう」と。

もう一つ、感動した動画がありますのでご紹介します。

2023年11月、ドイツの議会での様子です。スタンディングオベーションから動画が始まっていましたが、最後の様子を編集して前に持ってきたようです。スチャリット・バクディ教授という方が、スタンディングオベーションの中で涙をぬぐっていました。

長い演説でしたが、心を奮い立たせた言葉の数々、そしてそのストイックな存在の全てに実は私も涙が出ました。どういう内容だったかの一部をご紹介します。

「mRNAワクチンが安全で効果的であると称賛する人、ワクチン接種が深刻な副作用を引き起こすことは滅多にないと主張する人は誰でも、信じられないほど無知であるか、限

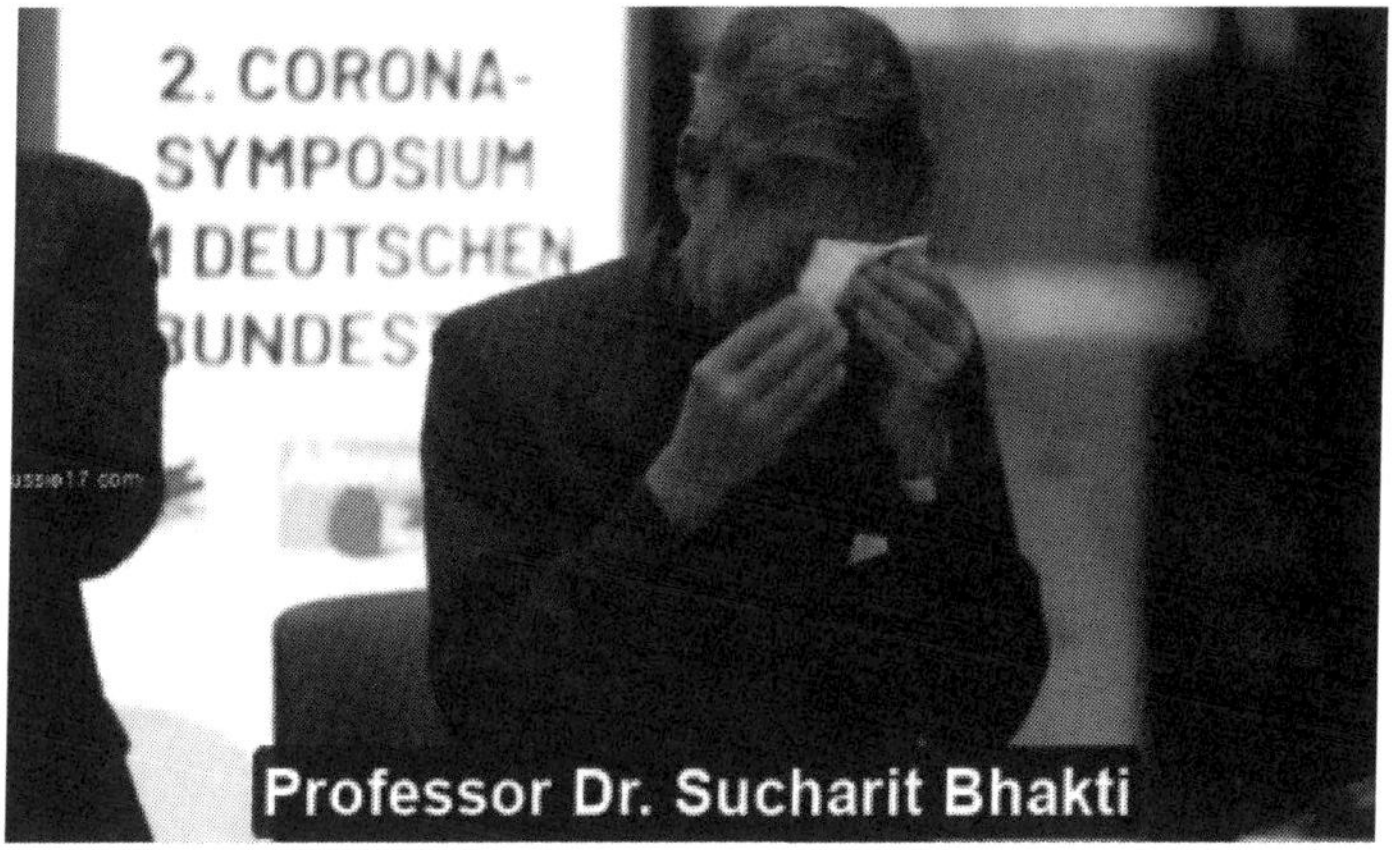

バクディ教授の涙が意味するものは？

りなく邪悪であるか、そのどちらかです。彼らは犯罪を犯しています。なぜならワクチン接種は悪影響しか与えず、命にかかわることが科学的に証明されているからです。このワクチンによって引き起こされる心臓病は、老いも若きも同様に議題になっています。幸いなことに、ドイツの科学の名誉を守るために有名な病理学者が立ち上がり、ワクチンと重度の臓器損傷の関係を発見した世界初の研究活動を行いました。先日、事故で悲劇的な死を遂げたアルネ・ブルクハルト教授がその人です。そして彼の親愛なる友人であるウォルター・ラング教授が本日お話しました。ドレスデンのミヒャエル・メルツ博士とハイデルベルク大学病理学研究所所長で世界的に有名なペーター・シアマッハー教授。彼らの仕事のおかげで、それは科学的に今、証明されています」

事故で突然死されたこのドイツの病理学者アルネ・ブルクハルト教授に、世界中から追悼の声が上がったそうです。スイスの弁護士やフランスの弁護士による追悼文も見つかりました。

「ブルクハルト教授は、人類に対する最大の犯罪の一つを解決するために卓越したサービスを提供。スイスメディックに対する刑事告訴に関連して私のチームにも大いに協力し、亡くなったワクチン接種被害者の遺族のために信じられないほど貴重なプロボノ（これは「公共の善のために」という意味のラテン語）として、幅広い専門知識を提供した。私個人は彼に大きな恩義を感じています。私たちは彼を名誉ある感謝の記憶として残し、彼の仕事を完成させるでしょう」。

「ドイツの同僚であるアルネ・ブルクハルト教授の訃報を知り、大きな悲しみに包まれています。彼の無数の組織学的分析、特に脾臓の血栓症や自己免疫的障害、あるいは睾丸や卵巣、心臓の障害に関する警告を通して、ワクチンの悪行が可視化されたのは彼のおかげです」など。

周囲は皆、ブルクハルト教授の事故死を疑っているはずです。私は「殺されたのでは？」

と考えました。そしてバクディ教授は、スタンディングオベーションに感涙したのではなく、偉大な学者の突然死に対する悔し涙だったと推測しています。さらにプロボノ、公共の善のために闘い続ける決意の涙だったとも理解しました。

これがドイツ議会のリアルなワンシーンであり、ディープ・ステートの中でも超大物ファミリーの初代ロスチャイルド家の出発地点であったことは何かの因果でしょうか。

井上　2024年の5月に、WHOの総会が開かれ、その時にいわゆるパンデミック条約や国際保健規則（IHR）改訂の承認が行われる予定です。残された時間は極めて少ないですが、ここに向けて日本国民がどのくらい目覚めて声を挙げるかが、日本民族の命運を決めることになります。

5月に向けて「WHO CA+」、いわゆるパンデミック条約と言われるものと国際保健規則IHRの300カ所を超える改悪案に対抗しようとする国民の声が必要になっています。草の根で日本を守ろうとする国民運動とでも言うべきでしょうか。

立憲民主党の原口一博議員が、各党の議員たちに声をかけて超党派議員連盟を立ち上げ、第一回の勉強会が2023年11月15日に開かれて議論されました。超党派議連は、今後も毎月開かれる予定であり、国家の存亡がかかっている大事な議論を外務省と厚労省の役人だけに任せていることはとんでもないことです。国会の場で国民の代表者たる国会議員がきちっと議論をすべきだと確信しています。

今は情報という武器を使った第三次世界大戦の最中にあるとも言えますが、恐らくこの戦いが日本にとって戦後最大の分水嶺になると思います。わが国が二度目の敗戦を迎えるか否か、最終決戦の日が近づいているわけです。

これ以上の重大事がどこにあるでしょうか？

この議論を、国民がどれだけ自分ごととして捉え、自分の子どもや孫のために、素晴らしい日本を残すための行動が取れるか否か？　そこに全てがかかっていると思います。

逆に、そういう戦いができなければ、本当に日本が終わる可能性が高いです。

ＷＨＯが人類の健康を守るための国際機関であるという認識は、完全に間違っています。それは幻想にすぎないのです。今やＷＨＯは公共性も公平性も無視した巨大製薬企業、医療業界、薬品（化学）メーカーの利害を集約する集金装置であり、出資者に乗っ取られて武器化され、世界中にプロパガンダ情報を流しています。

そういう邪悪な世界に我々がどこまで対処できるかということが、今、日本人に突きつけられている課題だと思います。

河添　キー・ワードは「不服従」だと思います。

「不服従」というとネガティブなイメージに重なるかもしれませんが、それは違います。悪魔やその手足に従っている場合ではありません。欧米の目覚めた人たち、議員、識者を含めて、勇敢かつ「不服従」の姿勢を強めています。

コロナワクチンの「結果」はすでに出ているのです。「予防」としての役割は果たしておらず、障害殺人の役割を果たしているというのが事実です。胎児の死を含めて！　アメリカの予防接種安全性監視システム（Vaccine Adverse Event Reporting System, VAERS）のデータは、死産と流産の驚異的な激増を示しています。

井上　不服従と言えば、このパンデミック条約のどさくさに紛れて日本国憲法を「改憲しよう」という動きが政権内部にあり、まったくとんでもないことです。

もし国際保健規則の改悪案が通ってしまった場合、WHOのテドロス事務総長が勝手に「今後起きるかもしれないパンデミック」を予見して緊急事態を宣言したり、気候変動の予兆だけでも、参加国の憲法を飛び越えてパンデミックを宣言・発動し、外出禁止や渡航禁止を命令することが可能になります。改悪案からはそれがありありと読み取れます。基本的人権も、自由も民主主義も、跡形なく吹き飛ぶのです。

河添　実際、疾病X（Disease X）が世界経済フォーラムの年次総会、2024年1月のダボス会議で議題に上がりました。WHOのテドロス事務局長は、2月に入り「新世界秩序に従うことを拒否する国家は、疾病Xが一般大衆に解き放たれた時に代償を払うことになる」と警告して脅しています。

井上　問題はもう一つ、日本国内にもあります。実は、日本国憲法改正案として新設提案をされている「緊急事態条項」がピッタリこれに対応しています。

1945年の敗戦後に、マッカーサーから与えられたポンコツの日本国憲法は、そのルーツから考えれば、「いつか必ず日本人の手できちっと『正しい日本語』で全面的に変える必要がある」と思います。しかし、LGBT理解増進法などという、日本社会を根源的に崩壊させる法案の悪影響にもろくに思いも及ばず、自民党議員の8割もが反対していたにもかかわらず、ラーム・エマニュエル米国大使の意を汲んで手続きを歪めてまで強引に通過させたような政権になど、まかり間違っても根本法である憲法改正をさせてはなりません。

そんなことになれば、本当に短期間で日本は消滅します。

そういう意味で、我々国民と正当に選ばれた議員たちが完全に正気で余裕のある時に、安全にできる時にしか憲法改正論議を進めてはなりません。

そして、まさにＷＨＯの意向を反映する形で「内閣官房の最上位に内閣感染症危機管理統括庁が作られ、管理監を元警察庁長官が務めるという組織づくり」は極めて危険です。80年前の特高警察と同じ仕組みが出来上がりつつある危険な状態です。

言論の自由は厳しく制限され、我々のように「遺伝子ワクチンを打ってはいけない」と言って回るような者は、監獄に収監されるでしょう。

河添　ディストピアの世界、まさにジョージ・オーウェルの『1984年』になってしまいます……。世界の陰謀、我々を羊どころか奴隷化、あるいは抹殺しようとする企みを知れば知るほど恐怖も覚えますが、それでもまだ強く正義があります。自分のためだけではなく、家族のためだけではなくプロボノ、「公共の善」のために闘う心が世界にはまだ強く残っています。私もそんな闘い続ける一人でいたいと決心しています。

井上　実は、パンデミック条約制定委員会の副議長国は、日本なのです。

しかも、福島県の南相馬市にできたワクチンの巨大工場は、これまでファイザーやモデルナがとんでもない悪事を働いてきたことを国際的に尻ぬぐいさせられるサティアンとして、その悪役を全部日本政府が引き受けさせられる羽目になることを示唆しています。

医学の視点からは、そういう恐ろしい危険性が見えてきます。テレビという洗脳媒体しか見ていない日本人には、こうした歴然たる事実が一つも見えていません。出版はまだ言論統制が簡単にできない分野だと思うので、文字をきちっと読んで自分の頭で考え、どうすればこの日本を守っていけるのか、日本の未来を次の世代に良い形で渡すためにはどうしたらいいのかを、一番重要な課題として急ぎ考えていただきたいと思っております。

恵子さん、今日は大変重要な情報をありがとうございました。

河添　こちらこそ、ありがとうございました。

※2023年12月8日に行った対談番組の内容をベースに、2024年2月に加筆して構成し直しました。

Colum コラム

【世界の論文が示す、ワクチン接種後症候群の実像】

井上 正康

ワクチン問題研究会の活動報告「世界の文献調査とデータベース構築」

ワクチン接種後症候群に関する世界の論文を集約

私は大阪市大医学部在職中に図書館長を務め、医師が世界中の最先端情報を入手して日常診療に生かす方法を支援していた。

今回、コロナの遺伝子ワクチンの副作用報告論文を網羅的に検索した。

免疫には地域や個人により特性が異なり、それらも含めた俯瞰的情報が必要である。「全国有志医師の会」では、国内学会での副作用症例報告を検索しており、その情報をもとに国内外の症例の類似性と相違を比較解析した。

大阪公立大学医学部の小西菜普子《こにしなふこ》先生が筆頭著者としてまとめた論文により、遺伝子ワクチンの副作用に関する驚愕的事実が判明した。

３０７１本の論文が示す、全身での複雑で深刻な後遺症の実態

２０２１年から２０２３年までに国内で開催された１３４の学会で、４４７題の演題が報告されており、その中から疾患名を抽出してＰｕｂＭｅｄ（医学論文検索エンジン）で検索した。

「コロナワクチン副作用」のキーワードで検索すると、２０２３年11月までの段階でものすごい数の論文が報告されており、現時点で２０１種類の疾患で３０７１本の副作用報告論文がヒットした（重複論文を省いた結果）。１つのワクチンでこれほど膨大な数の論文が短期間で報告された例は人類史上初めてである。

その内容は、心臓、腎臓、甲状腺、糖尿病、肝臓、皮膚、目、血液、神経気、脳、肺の病気など、ほぼ全医学ジャンルの病気である。まさに、全臓器が障害されるのが今回のワ

クチン副作用の特色である。

全国の医療従事者がコロナワクチン副作用患者を的確に診断治療するには、正確な医学情報が不可欠である。そのためには、全診療科を挙げて診断治療体系を再構築し、「ワクチンベースドメディシン」とも呼ぶべき新医学体系を構築しなければならない。

コロナワクチンは、なにより血栓症を惹き起こす

ワクチン後遺症として特に多い上位10疾患で、1番多いのは血小板減少症であった。これは遺伝子ワクチンが骨髄に多く集まり、血小板や血球を作る細胞が障害されるからである。そして心筋炎、血小板減少性血栓症、深部静脈血栓症、静脈洞血栓症、リンパ節腫大、血管炎などが多発する。

mRNAワクチンの最大のリスクは、「全身の血栓症と血管障害」であり、ワクチンで産生されるスパイク蛋白自体が毒なのである。血栓症や血管障害で心臓のエネルギー代謝

が障害され、呼吸困難になり、脳の神経細胞も短期間に死んでしまう。

これがスパイクによる全身性病態の本質である。

ワクチンによって起こる免疫異常が多様な病態の原因

これに次いで起こってくる病態がワクチンによる免疫異常である。

これまでの論文では主に短期間で現れる症状が多いが、今後は、接種後1年、2年、3年など、長期間後に発症する免疫異常や遺伝子異常に関する症例が増加し、発症数は右肩上がりに増加し続ける事が明らかである。

世界で最も多く接種された日本人がそのトップランナーである。

血液疾患、神経疾患、血管疾患、心疾患、皮膚、目、全身、脳、腎臓、リンパ節、甲状腺、肺、肝臓、糖尿病、副腎など、ありとあらゆる臓器の病態が論文として報告されている。こうした個別の患者の報告や症例だけでなく、何十人、何百人、何千人と集めた総説論文もある。その中でも特に心疾患、腎臓、内分泌、肝臓、皮膚疾患は非常に多く報告されている。接種開始の初期に、モデルナアームなどと言われてメディアで有名になった皮膚疾患も多い。

モルモットとしての日本人を今後襲うのは、人類が経験したことのない多臓器と細胞の同時障害という複合病態

これまでに約3575編の論文が報告され、「全身性多臓器障害」という人類が経験したことのない人為的病気が、8割以上の国民が頻回接種した日本人をトップランナーとして世界中で起こりつつある。

多種類の臓器や細胞が同時に障害される複合病態は人類史上初めてであり、従来型医療では理解できない。

そのため、国を挙げて本格的に医療体系全体を再構築しなければならない時代になった。

これが論文検索から浮き彫りになった事実である。

これらの病態が「コロナ感染症」と誤診されて闇に葬られないために、「病態がワクチンに起因することを確定診断する方法が必要である。

本研究会の村上康文理事は「コロナウイルスのスパイク蛋白と遺伝子に結合するN－蛋白を同定する特殊免疫染色法」を開発した。

この免疫診断法がワクチン後遺症診断の決定打となり、被害患者救済の科学的基盤になっていくはずである。

ワクチン問題研究会では、世界の医学論文情報をホームページに掲載し、誰もが横断的に検索可能にする。そして常に最新情報をバージョンアップし、データベースを充実させることで、後遺症患者の医学的、社会的救済を最先端科学によって支援することを目指している。

おわりに

世界は病んでいます。しかも相当重症です。

アメリカも、欧州も、アジアも、そしてこの日本も苦しみ、喘《あえ》いでいます。

その原因は、自然災害、経済的苦境、戦争、そしてパンデミック……。

しかし、過去のパンデミックと異なり、今後は自然発生的ではなく、スイスのジュネーブでWHO事務総長がそれを宣言したときに、いつでも何度でも生まれるのです。

「病原体－X」による次のパンデミックは、もう周到に用意されています。

それが始まったとき、我々は「家畜」のように扱われることになります。ワクチンパスポートは「焼き印」と同じであり、それがない者は、仕事をしたり学校に通うことはおろか、自由に外出や買い物もできなくなります。

憲法で守られていた自由も基本的人権も、大幅に制限されます。

東京の米国大使館内に米国CDC（アメリカ疾病管理センター）が設立されました。

ここが日本、アジア、太平洋の「感染症」に対応する司令部となります。日本政府に対して命令する権限はWHOに移行します。そして実際に我々を管理するのは「感染症危機管理統括庁」と呼ばれる内閣官房直轄の機関です。「感染症のまん延に伴う緊急事態条項」もやむなしとして、日本国憲法も改悪されます。

果たして我が国は独立した日本国なのでしょうか？


パンデミックが宣言されると、毎週のようにPCR検査が強行され、全国民にmRNAワクチンの接種が義務付けられ、不平や不満で反抗すれば逮捕されるでしょう。

隣国で起きている人権侵害が、この日本でも日常茶飯事になるのです。


しかし、WHOを脱退すれば話は変わります。羊のように「頭数管理」されないためには、WHOを脱退して巨悪と戦うしかないのです。

吉田松陰《よしだしょういん》は「外に媚び、内を脅かす者は、天下の賊である」との言葉を残しました。今、残念ながら日本は「欲望と言う名の賊」に乗っ取られているのです。

私は半世紀以上もの間、日本国民の税金で医学者として自由に楽しく研究させていただき、生命の不思議と、生きていることの素晴らしさを学ばせてもらいました。

私も人生の終盤が近くなり、自分が受けた恩を両親や国に返したいと思っています。医師として恩を返すには、病、病人、そして国を癒す道があります。

なぜ、日本はこれほど深く病んでしまったのか？　それは、医療が政治や経済や欲望に絡め取られ、生きることの素晴らしさと真摯《しんし》に向き合わなくなったことが一因と思われます。生命を寿《ことほ》ぎ、国民を守るための医療を自分たちの手に取り戻さなくてはなりません。

世界中でどの国も打たなくなった危険な失敗作ワクチンを、未だに打たされ続けている情報弱者の日本人……。どこの国も作らなくなる遺伝子ワクチンを、日本で集中的に製造することになった理由は何なのか？　なぜ日本でだけ、がんが増え続けているのか？　なぜ、幾ら頑張っても給与が30年間も上がらないのか？　なぜ、日本だけ食物自給率が絶滅危惧国家的に低いのか？

それらの理由は、全て地下水脈で繋がっており、その病根として瀕死状態の政治的がん病巣が絡みついています。

大切な日本の国を、若い次世代に胸を張って手渡してやりたい。そのためには、自分で正しい情報を得て欲望と略奪の遺伝子集団と戦わなくてはなりません。

今、我々は日本史上最大の「関が原」の分水嶺を漂っています。

少しでも多くの仲間と共に目覚め、家畜ではなく、人間としての大切な死生観を取り戻し、小異を捨てて大同団結して立ち上がる時です。

家族や若い世代と、素晴らしい日本の未来を守るために……。

お知らせ

方丈社のHP内に、本書の関連情報などを広くまとめるサイトを作りました。遺伝子ワクチンの危険性をなかなか理解できないご家族や友人、知人が、本当のことを知るきっかけづくりができればと考えています。

ワクチン接種後に体調不良で悩んでおられる方、病院に行っても原因不明と言われてしまう方、公的な補償を受けたいが、具体的にどうしたらいいかわからない方などのお力になれればとも思います。

- 遺伝子ワクチンの危険性
- ワクチン接種後症候群(PVS)について
- パンデミック合意(WHO CA＋)や国際保健規則(IHR)改悪阻止のためにできること
- ワクチン被害者や遺族の手助けになるような情報

微力ですが、こうした情報を集めていくつもりです。

最初は小さくても、読者の皆様からもお力添えをいただきつつ、少しずつ充実させていただければと考えています。どうぞご協力ください。

https://hojosha.co.jp/free/are_matome

巻頭カラー口絵の補足説明

使用されている元データは、全て公開され、
世界中から誰でもアクセスできるオープンデータです。

本来であれば、なによりも厚労省、NHKや各テレビ局、
主要紙、通信社等がこうした客観性の高いデータを元に、
先行していた海外の情報を交えて
「人類初の遺伝子ワクチンの安全性を厳しく監視し、
速やかに正確に報道すべき」だった。
日本政府や公共のメディアは、
日本国民にとって害悪以外の何者でもない存在と化している。
その危険性はワクチン接種当初から明白であり、
国民が正しい知識を知っていれば、歴史上最悪の破滅的な
薬害を日本でも防ぐことができたはずである。
そして、その危機は今も増幅し続けている。

P.1_上:「日本の人口増加をめざす男」として人気のYouTuber、藤江成光(ふじえまさみつ)氏にご提供いただいたグラフをアレンジ。
・接種者数は「65歳以上の高齢者」(首相官邸ホームページ)。死者数は「超過死亡者数」(厚生労働省研究班)。死者数の折れ線グラフの右端がゼロを示しているのは2023年3月末。厚労省がこの後「超過死亡者数の基準レベル」を底上げしたため、突然「超過死亡者」はゼロとなり、それ以降は表示していない。厚労省は、ワクチン接種の危険性を可視化させないために「ゴールポストを動かし続け」ている。

P.1_下：新型コロナワクチンの「健康被害」「死亡認定者」は、まさに氷山の一角にすぎない。これほど短期間に死者や重症後遺症が続出しているのに、ワクチン接種が中止されず、なお勧められているのはなぜか？
＊1：厚生労働省予防接種健康被害救済制度認定者数
https://www.mhlw.go.jp/topics/bcg/other/6.html
＊2：疾病・障害認定審査会 感染症・予防接種審査分科会新型コロナウイルス感染症予防接種健康被害審査第二部会審議結果 2023年12月27日厚労省発表分
https://www.mhlw.go.jp/content/10900000/001185105.pdf

P.2-3：全国の月別死者数。＊3：藤江氏は、ワクチン接種後の日本の死者数激増に気づき、「厚労省人口動態統計速報」を用いて、2010年から2023年までの月別の死者数をプロットしたグラフを作成。巧みなプレゼンテーションで、「なぜ、このような推移になっているか考えてほしい」と訴えてきた。ここではグラフの視認性を高めるため、予想範囲内の推移だった2013年、15年、17年の線は除いてある。＊4：東日本大震災では、地震・津波による死者は1万5900人、関連死は7418人とされているが、実は2011年の全国の超過死亡者数は5万5147人だった。震災関連死として認定されていない人が3万2000人近く亡くなっている。故郷を離れ、家族や友人を失っての避難所暮らしがいかに過酷だったかを物語る数字だ。石川県の現状を鑑みても心が痛む。＊5：日本では例年、1月の死者数が最も多く、6月が最少だ。ワクチン接種がなければ、今も対前年で2万人より少し多い程度の死者数増だったであろう。
＊6：コロナ禍で、うがい、手洗い、アルコール消毒、マスク着用などによる感染予防効果のおかげで超過死亡者数がマイナスだったと説明する誤解が多く、インフルエンザによる死者がゼロに近かったことがその真相と考えられる。④2021年の超過死亡者数は6万7745人と驚異的であり、東日本大震災を超えている。⑤ワクチン接種3回目の時期と重なる2022年

2、3月、4回目接種と照応する8月以降の前年との乖離は凄まじい。
＊7：2022年の超過死亡者数は未曾有の12万9674人だった。広島原爆級である。そして、ワクチン5回目接種の影響が出た2023年1月のギャップを見てほしい。
2021年に遺伝子ワクチンの接種が開始されてから、なぜ、これほど死者が激増しているのか、冷静に考えてほしい。

P.4-5：コロナ死者数を遥かに超える超過死亡者。このグラフは、名古屋大学名誉教授の小島勢二(こじませいじ)先生にご提供いただいた決定的グラフを元に作成した。
前の「藤江グラフ」で、「死者が増えているのはコロナに罹って亡くなった人が多いのだろう」と思った方は、よく見ていただきたい。新型コロナ感染による日本人の死者は世界の中で極めて少なかったが、ワクチン接種開始以後に激増した。グラフを見れば一目瞭然であり、激増した超過死亡者数の大半はコロナ死亡者ではないことがわかる(黄色斜線ゾーン)。

ワクチン接種には感染予防効果も重症化予防効果もないばかりか、コロナ以外の原因でとてつもない数の国民が亡くなっている。
＊8：体調不良の原因、突然の発病や発がん、急死の原因がワクチンである可能性に気づいていない人が多い。正しく救済を受けるためにも、早く気づいてほしい。

P.6_上：＊9：厚労省は、世界最多のワクチン接種国の日本が世界一感染者の多い国になってしまったことを隠蔽するために、感染者数の集計・発表を止めた。しかし、Our World in Data では世界の数字を見ることができる。日本で「人口10万人当たり100人」ほどの新規感染者が出ているのと同じ時期に、とっくにワクチン接種を中止していた米国では5人程度だった。これが現実である。打てば打つほど感染することを、日本人はまだ知らない。

P.6_下：コロナ流行前後におけるがん死亡数の変化。コロナウイルスの特徴なのか、肝臓がんと胃がんだけは発症数が減っている。21年以降激増しているがんは、mRNAワクチンの関与によるものが主体と考えられる。その詳しい機序も論文で次々と明らかになってきている。

P.7_上：世界の医学論文の検索データベースであるPubMedに集まっている論文によれば、ワクチンが血液に障害をもたらしていることがわかる。スパイクがあらゆる細胞で産生されたり入る構造になっている。ワクチンは骨髄に多く取り込まれるので、骨髄で産生される血小板や血球が多い血液への影響が大きく、あらゆる部位で血栓症が起きている。

P.7_下：ワクチン接種による副作用報告は、接種回数に比例して増加している。その中で目立つのは、血液や心臓である。新型コロナを未だに「呼吸器疾患」と誤解している不勉強な報道も見受けられるが、肺の症例はむしろ少ない。mRNAワクチン由来のスパイク蛋白の本質は血栓症と血管障害が主であり、これが身体のどこにでも生じて疾患として現れる。

P.8_上：前ページ下のグラフ最新値を棒グラフで示した。接種が始まって以来、現在でも「ワクチン接種後症候群」に関する膨大な数の論文が報告され続けている。この膨大な論文の中に、患者の希望につながる道があるはずである。それを心ある医師たちとともに追い求めたい。

P.8_下：＊10：これは、P.1_上の藤江氏のグラフと同じテーマのもの。小島勢二先生提供のデータをシンプルに改変した。多数の赤いマークが超過死亡者数予測の上限値を超えたところに付いていたが、厚労省は「基準値のレベルをカサ上げして表記し、超過死亡はもう出ていない」とデータを捏造し始めた。この棄民政策は、彼らには国民の命より大切なものがあることを意味する。

井上正康　いのうえ・まさやす

1945年広島県生まれ。1974年岡山大学大学院修了（病理学）。インド・ペルシャ湾航路船医（感染症学）。熊本大学医学部助教授（生化学）。Albert Einstein医科大学客員准教授（内科学）。Tufts大学医学部客員教授（分子生理学）。大阪市立大学医学部教授（分子病態学）。2011年大阪市立大学名誉教授。宮城大学副学長等を歴任。現在、キリン堂ホールディングス取締役、現代適塾・塾長。腸内フローラ移植臨床研究会・FMTクリニック院長。おもな著書に『血管は揉むだけで若返る』（PHP研究所）、『新ミトコンドリア学』（共立出版）、『活性酸素と老化制御』（講談社）、『本当はこわくない新型コロナウイルス』『新型コロナがこわくなくなる本／松田学共著』『新型コロナ騒動の正しい終わらせ方／松田学共著』『マスクを捨てよ、町へ出よう／松田学共著』『きょうから始める コロナワクチン解毒17の方法』（方丈社）ほか。

デザイン　八田さつき
DTP　山口良二

なぜ、医師《いし》の私《わたし》が命《いのち》がけでWHO脱退《だったい》を呼《よ》びかけるのか？
次《つぎ》のパンデミックで日本《にほん》の自由《じゆう》と未来《みらい》を奪《うば》われないために

2024年3月14日　第1版第1刷発行
2024年4月5日　第1版第3刷発行

編著者　井上正康《いのうえまさやす》
発行人　宮下研一
発行所　株式会社方丈社
〒101-0051
東京都千代田区神田神保町1-32 星野ビル2階
tel.03-3518-2272／fax.03-3518-2273
ホームページ https://hojosha.co.jp

印刷所　中央精版印刷株式会社

SBN978-4-910818-14-6